AF354235

Actualización en tecnología para la inactivación de patógenos basada en amotosaleno y FRALE

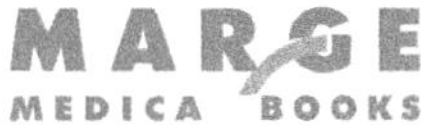

Actualización en tecnología para la inactivación de patógenos basada en amotosaleno y FRALE

Dr. Miguel Lozano Molero

Dr. Joan Cid Vidal

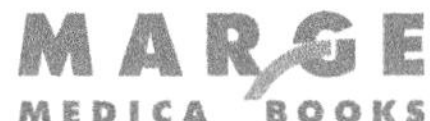

ACTUALIZACIÓN EN TECNOLOGÍA PARA LA INACTIVACIÓN DE PATÓGENOS BASADA
EN AMOTOSALENO Y FRALE
Editor: Dr. Miguel Lozano Molero, Dr. Joan Cid Vidal

1.ª edición 2008

© *Copyright* de esta edición: ICG Marge, SL

Edita
ICG Marge, SL
Valencia, 558, ático 2.ª
08026 Barcelona (España)
Tel. +34-932 449 130
Fax +34-932 310 865
www.marge.es

Director editorial
Héctor Soler

Coordinación editorial
Ana Soto

Realización editorial
Estela Serrano
Laura Matos

Producción editorial
Miguel Ángel Roig

Compaginación
Rosa Grafisme

Impresión
Gràfiques Pacífic (Badalona)

ISBN: 978-84-86684-88-4
Depósito Legal: B-4427-2008

Índice

Autores

Fernando Antoñazas Villar
Departamento de Economía y Empresa
Universidad de La Rioja
Logroño

Francisco Arriaga Chapper
Banco de Sangre
Servicio de Hematología y Hemoterapia
Hospital Universitario La Fe
Valencia

José Luis Arroyo Rodríguez
Banco de Sangre y Tejidos de Cantabria
Cantabria

Luz Barbolla García
Centro de Transfusión
Madrid

Nelly Carpio Martínez
Banco de sangre
Servicio de Hematología y Hemoterapia
Hospital Universitario La Fe
Valencia

Azucena Castrillo Fernández
Centro de Transfusión de Galicia
Santiago de Compostela

Emma Castro Izaguirre
Centro de Transfusión
Cruz Roja Española
Madrid

Joan Cid Vidal
Unidad de Elaboración de Componentes
Sanguíneos
Banc de Sang i Teixits
Barcelona

Mercedes Corral Alonso
Servicio de Transfusión
Hospital Universitario de Salamanca
Salamanca

Roberto García de Villaescusa Collazo
Centro de Transfusión de La Rioja
Logroño

Miguel Lozano Molero
Servicio de Hemoterapia y Hemostasia
Hospital Clínic i Provincial
Barcelona

Mónica Moreno Riquelme
Banco de Sangre
Servicio de Hematología y Hemoterapia
Hospital Universitario La Fe
Valencia

Federico Moscardó García
Banco de Sangre
Servicio de Hematología y Hemoterapia
Hospital Universitario La Fe
Valencia

Mariola Pinillos García
Departamento de Economía y Empresa
Universidad de La Rioja
Logroño

Ana Polo Escriche
Departamento de Economía y Empresa
Universidad de La Rioja
Logroño

María Luisa Ruiz Ayala
Centro de Transfusión de La Rioja
Logroño

Miguel A. Sanz Alonso
Banco de Sangre
Servicio de Hematología y Hemoterapia
Hospital Universitario La Fe
Valencia

Introducción

En los últimos 20 años se ha llevado a cabo un esfuerzo titánico para prevenir la transmisión de agentes infecciosos mediante la transfusión, y gracias a ellos, actualmente, el riesgo es muy bajo. Pero desgraciadamente este éxito ha venido motivado por el reconocimiento de haber transmitido decenas de millones de enfermedades infecciosas a través de la transfusión en todo el mundo. Tras este reconocimiento, se aplicaron las medidas de selección de los donantes y se desarrollaron las técnicas de laboratorio necesarias para detectar los donantes infectantes; es decir, se aplicó una estrategia reactiva que consistía en la detección, primero, del agente infeccioso y en el desarrollo, entonces, de una prueba de laboratorio para su localización.

Pero lo peor del caso no es que haya pasado; lo peor es que podría volver a pasar. La tragedia del VIH acontecida a finales de los años 80 del siglo pasado podría repetirse en cualquier momento. Un agente infeccioso con un período más o menos largo de presencia en la sangre antes de provocar enfermedad, y capaz de ser transmitido por transfusión, podría generar una nueva epidemia, cuya gravedad dependería del cuadro clínico producido por el agente patógeno. De hecho, EEUU vivió esa situación con el virus del Nilo Occidental. Un virus, que hasta entonces sólo se encontraba en África, Asia y Europa, apareció en la costa este de los EEUU en 1999 y en dos años se extendió por todo el territorio continental de EEUU. Hasta el año 2007, se han declarado más de 27.000 casos, de los cuales 1.051 fallecidos. Incluso un país como EEUU necesitó casi un año para desarrollar una técnica de cribado para detectar los donantes infectados y prevenir así la transmisión a través de la transfusión. Durante el año anterior a la introducción de la prueba de cribado, se publicaron veintitrés casos confirmados de transmisión de la infección a través de la transfusión.

Pero los fabricantes de proteínas derivadas del plasma, tales como factores de coagulación e inmunoglobulinas, optaron por una estrategia proactiva contra la transmisión de infecciones a través de los hemoderivados: aplicaron técnicas de inactivación de patógenos a las soluciones de proteínas. Técnicas como la pasteurización, el solvente-detergente o el calor-presión pronto figuraron en las etiquetas de los hemoderivados, con lo cual la transmisión de enfermedades infecciosas desapareció casi por completo de la lista de efectos adversos de estos productos.

Afortunadamente, se han ido desarrollando técnicas que también se pueden aplicar a los componentes sanguíneos lábiles. Primero, al plasma (solvente detergente, azul de metileno), y, desde el año 2002, disponemos en el mercado de un método que permite inactivar los patógenos presentes en los concentrados de plaquetas que combina el amotosaleno y la luz ultravioleta (INTERCEPT® Blood System, Cerus Corporation). Desde el año pasado también está aprobada su aplicación al plasma. Desgraciadamente, desarrollar una técnica aplicable a los concentrados de hematíes está siendo más dificultoso, aunque en estos momentos existe un método en fase de desarrollo clínico, que está basado en la adición de una molécula con tres componentes (un anclaje, un conector frágil y un efector, FRALE [*fragible anchor linker-effector*]) que también está desarrollado por Cerus Corporation.

Este libro es una recopilación de la información hasta ahora publicada sobre estas dos tecnologías desarrolladas para la inactivación de patógenos en los componentes sanguíneos lábiles. Se revisa desde las pruebas que sustentan la introducción de las técnicas de inactivación de patógenos hasta las consideraciones sobre la evaluación coste/beneficio de estas tecnologías; desde los mecanismos de acción por el que actúan hasta sus efectos sobre los productos tratados, pasando por su perfil de seguridad. Para hacerlo, se ha reunido un escogido grupo de autores con una dilatada experiencia en diversas áreas de la hemoterapia, lo que asegura el potencial informativo y formativo de este libro.

En resumen, una obra que pretende servir tanto de puesta al día como de consulta a los especialistas implicados en la preparación de componentes sanguíneos como a aquellos facultativos que participan en su indicación.

Capítulo 1

Bases teóricas para la tecnología de reducción de patógenos

Emma Castro Izaguirre

Centro de Transfusión
Cruz Roja Española
Madrid

Dirección para correspondencia
Cruz Roja Española
Dra. Emma Castro Izaguirre
Juan Montalvo, 3, bajo
28020 Madrid
ecastro@cdscruzroja.infonegocio.com

1 Un nuevo paradigma en la seguridad transfusional: la inactivación de patógenos

La transfusión sanguínea, al igual que otros agentes terapéuticos, no está libre de producir efectos indeseados. Éstos son fundamentalmente de dos tipos: inmunológicos e infecciosos.

Que las infecciones puedan transmitirse a través de la transfusión de componentes sanguíneos, depende de que el agente patógeno en cuestión tenga una fase virémica en el ser humano y de la duración de la misma. Por tanto, existe una infinidad de agentes infecciosos potencialmente transmisibles. El mayor o menor grado de preocupación para los bancos de sangre depende de la gravedad de la enfermedad que un determinado patógeno pueda producir.

La variedad de los agentes infecciosos transmisibles es muy amplia e incluye todo el espectro: virus, bacterias, parásitos y priones. Algunos agentes infecciosos han sido reconocidos como transmisibles por la transfusión hace mucho tiempo, por ejemplo, la sífilis, el virus de la hepatitis B (VHB), el virus de la hepatitis C (VHC), y el virus de la inmunodeficiencia humana (VIH). Otros son nuevos, como los priones. A éstos hay que añadir la reemergencia de algunos agentes viejos, fundamentalmente parasitarios, y la emergencia de nuevos agentes infecciosos potencialmente transmisibles por esta vía.

Las bacterias fueron los primeros agentes detectados como problema en la transfusión. Para evitar la contaminación bacteriana se tomaron medidas de asepsia durante el proceso, se desarrollaron sistemas de separación de los componentes en circuito cerrado y sistemas de refrigeración para el almacenamiento. Con tales medidas se estimó que el problema se había solucionado y durante décadas no se avanzó más en este campo. Sin embargo, en la última década se ha ido tomando conciencia del problema y, en la actualidad, se considera que es la primera causa de infección postransfusional.

Para prevenir la transmisión de la hepatitis viral y la sífilis, hace más de tres décadas se empezaron a aplicar técnicas de laboratorio. Desde 1971, cuando se desarrollaron los primeros ensayos para detectar el HBsAg, la hepatitis postransfusional decayó de un modo notable. Los análisis para detectar anticuerpos anti *Treponema pallidum* también han sido muy eficaces y hace décadas que no se notifican casos de sífilis postransfusional. Pero sin duda fue la gran epidemia del siglo XX, el VIH, la que de una forma más determinante afectó a los bancos de sangre. Su rápida identificación como infección transmisible por transfusión causó un gran impacto en la medicina transfusional moderna y su enorme repercusión en los medios de comunicación ha marcado la vida de los bancos de sangre desde entonces.

La investigación en técnicas de laboratorio cada vez más sensibles y específicas para detectar el VHB, el VHC y el VIH ha sido muy eficaz. El nivel de seguridad alcanzado es elevado y el riesgo actual de contraer alguna de estas infecciones por vía transfusional es extremadamente bajo. Pero continúan existiendo infecciones postransfusionales fatales y la sangre no se analiza para multitud de agentes peligrosos potencialmente transmisibles.

Por otro lado, desde la perspectiva de los pacientes y del público en general, se percibe cierta inseguridad y hay una creciente demanda de que el riesgo sea nulo.

El gran reto actual es cómo manejar la aparición de un nuevo agente patógeno que se pueda diseminar por la transfusión. Si aplicamos una estrategia reactiva como la actual, desde que se reconoce el riesgo transfusional de una nueva enfermedad y se descubre el agente causal hasta que se desarrollan ensayos para detectarlo, pueden pasar muchos años, y mientras tanto la enfermedad se propaga sin ningún control. Y esta circunstancia, como asegura William Murphy,[1] es una propiedad invariable e inevitable de la práctica transfusional.

En las últimas tres décadas, hemos asistido a este largo proceso con varios de los agentes infecciosos más conocidos. Primero fue la hepatitis viral tipo B; el intervalo desde el reconocimiento del riesgo hasta que se implantaron medidas de control en los bancos de sangre fue de treinta años. Luego, la hepatitis no A no B/VHC, con una duración de quince años. Para el VIH el proceso duró sólo tres años. Finalmente, en la reciente epidemia del virus del Nilo Occidental (WNV) en EE.UU., se reconoció el riesgo en 2002 y en 2003 ya se había implantado una técnica de detección de ácidos nucleicos (NAT) en todos los bancos de sangre.[2]

Las medidas de control en los bancos de sangre frente a estos agentes han sido muy eficaces. Así, el riesgo de padecer hepatitis como consecuencia de una transfusión ha pasado del 30 % a prácticamente cero en la actualidad. No obstante, no hay que olvidar que en EE.UU., y teniendo en cuenta la incidencia proyectada del VHC y el número de donaciones anuales que se procesan, se estima que entre 1970 y 1990 se habrían producido más de 4,8 millones de hepatitis postransfusionales y que de éstas se habrían derivado alrededor de 768.000 casos de cirrosis.[2]

La última de las pandemias que han afectado al suministro de sangre, la producida por el WNV en EE.UU., tiene algunas características particulares. El proceso de identificación del riesgo y la puesta a punto de un test de laboratorio aplicable en los bancos de sangre han sido los más rápidos de la historia de las infecciones transmisibles. Pero uno de los hechos más destacables es que durante la epidemia, la industria de obtención de derivados plasmáticos no se vio perturbada, ya que disponía de sistemas de inactivación de patógenos, como el solvente detergente. Ésta es una buena prueba del valor de las estrategias proactivas en la prevención de la diseminación de agentes patógenos emergentes en la cadena del suministro de sangre y hemoderivados.[2]

Si los bancos de sangre siguen manteniéndose en la estrategia de reaccionar frente a los agentes patógenos emergentes y ante los problemas emergentes, en el horizonte se vislumbra la potencial necesidad de implantar un test para el VHH-8, la babesia, el parvovirus B-19, el dengue, la malaria, la borrellia, el VPH, etc.

Todos estos agentes y algunos más pueden ser eficazmente reducidos a niveles no patogénicos mediante agentes químicos que se intercalan entre los ácidos nucleicos y activados por la luz ultravioleta A (psoralenos y riboflavinas) o por la radiación ultravioleta C, exclusivamente.

Adicionalmente, estos sistemas de inactivación han probado ser eficaces frente a bacterias, espiroquetas y protozoos, tener capacidad para impedir la replicación de los linfocitos T y prevenir, por tanto, la enfermedad del injerto contra el huésped postransfusional (EICH-T).

2 Situación actual de las enfermedades transmitidas por transfusión

Las enfermedades infecciosas transmitidas por transfusión son muy variadas, y a pesar de todas las mejoras conseguidas continúan produciendo problemas en los pacientes que las han contraído (véase la figura 1).

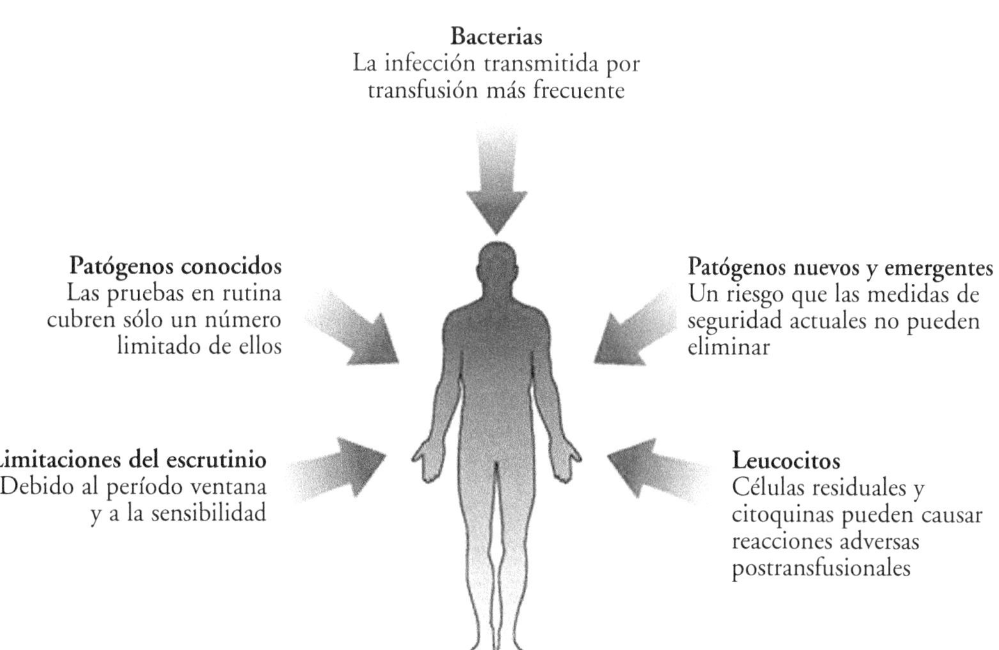

Figura 1. La mayoría de los receptores de transfusión sufren enfermedades graves y tienen debilitado su sistema inmunológico.

2.1 Virus

Desde que en 1971 se desarrollara el primer ensayo para detectar el HBsAg, los bancos de sangre han ido aplicando técnicas cada vez más sensibles y específicas en la detección de los diferentes virus transmisibles reconocidos. En la década de los ochenta, los ensayos inmunológicos capaces de detectar antígenos y anticuerpos frente a los virus importantes en transfusión se fueron imponiendo. En el momento actual, la detección por técnica ELISA de HBsAg, antiVHC, antiVIH 1/2, y en algunos países antiHTLV I/II, o antiHBc, se ha convertido en el estándar.

Pero dado que estas técnicas serológicas dejan un espacio a la transmisión, debido fundamentalmente al período de ventana inmunológico, durante el que el individuo recientemente infectado todavía no ha desarrollado anticuerpos frente al agente infeccioso, se ha necesitado desarrollar técnicas más sensibles como las basadas en la detección de los genomas virales. Estas técnicas, conocidas genéricamente como NAT, han hecho disminuir de un modo notable la duración del período de ventana y son capaces de detectar casos no reconocidos con la serología, por lo que han contribuido a disminuir todavía más el riesgo. En la actualidad, en muchos países de Europa y en EE. UU. los bancos de sangre tienen implantadas técnicas NAT para los virus VHC y VIH1, practicadas en minipool de 8, 16 ó 24 muestras o en muestra individual.

El riesgo residual de transmisión de alguno de estos tres virus se ha calculado basándose en un modelo matemático.[3] Monitorizar el riesgo y establecer las tendencias que experimenta son cuestiones importantes para evaluar la eficacia de las medidas de seguridad implantadas. En la tabla 1[4,5] se resume la situación actual en varios países europeos. En España, el riesgo estimado con el mencionado modelo matemático para el período 2000-2002[4] era de 1:254.000 donaciones para el VHC, 1:403.000 para el VIH y 1:102.000 para el VHB. La posterior implantación de las técnicas NAT muestra, con datos acumulados a finales de diciembre de 2006, que el rendimiento para detectar períodos de ventana de las tres infecciones es de 1:463.866 para el VHC, 1:541.078 para el VIH y 1:164.992 donaciones para el VHB. (Datos no publicados y recopilados entre todos los centros de transfusión españoles por el grupo de trabajo en enfermedades infecciosas de la SETS, en el año 2007.) Por tanto, los resultados con NAT corroboran los resultados obtenidos con el modelo y predicen una sustancial mejora en la seguridad.

El riesgo actual en EE.UU., tras la implantación del NAT en minipool para el VHC y el VIH1, se estima en 1:2.135.000 para el VIH1, 1:1.935.000 para el VHC y 1:205.000-488.000 para el VHB. Lo que supone, en el caso del VHC, una reducción de 10 veces respecto a los resultados obtenidos con la serología.[6,7]

La aplicación del NAT para detectar el VHB no ha sido tan generalizada. Los países con prevalencias bajas como EE.UU. no consideran que sea necesario aplicarlo, máxime cuando su estrategia se basa en el empleo de minipool. Dadas las bajas viremias que se producen en el período de ventana del VHB, y basándose en la sensibilidad actual de las técnicas NAT, el empleo de minipool reduce las posibilidades de detectar infecciones por el VHB de baja viremia.[7,8]

	VIH	VHC	VHB
Suiza 2001-2003	1:900.000	1:200.000	1:115.000
España 2000-2002	1:403.000	1:254.000	1:102.000
Alemania 2001-2002	1:5.540.000	1:4.400.000	1:620.000
Italia 2001-2003	1:909.000	1:2.000.000	1:72.000
Francia 2001-2003	1:3.150.000	1:10.000.000	1:640.000
Reino Unido 2002-2003	1:4.550.000	1:20.000.000	1:455.000

Tabla 1. Riesgo residual en Europa: datos recientes de seis países.[4,5]

En EE.UU., desde julio de 2003, todos los bancos de sangre tienen la obligación de analizar la sangre de sus donantes con una técnica NAT para detectar el WNV. Emplean minipool en las épocas no epidémicas y analizan en muestras individuales en las épocas epidémicas. De esta forma, han detectado 1.500 donantes infectados entre 2003 y 2005.[7]

La disminución del riesgo es evidente cuando se comparan las tendencias a lo largo de estos años, pero todavía se sigue informando de casos que han escapado del control. A pesar de la implantación de técnicas NAT, en EE.UU. se han reportado tres donaciones que han transmitido el VIH detectadas en estudios de *look-back*.[7] Desde la implantación del NAT para detectar el VHC, sólo ha ocurrido un caso de transmisión de este virus por una donación NAT negativa.[7]

Sin embargo, la gran amenaza para la seguridad transfusional, la constituyen, sin duda, los agentes infecciosos emergentes (véase la figura 2).[9] Éstos tardarán en ser identificados y hasta que se puedan tomar medidas de prevención, serán muchos los pacientes infectados.

Se consideran emergentes todos los agentes infecciosos nuevos, reemergentes, migratorios o resistentes a los fármacos, cuya incidencia de infección ha aumentado en las pasadas dos décadas o existe la amenaza de que aumente en un futuro próximo. Ésta categoría incluye agentes completamente nuevos y agentes que han evolucionado. Además, ésta evolución la propician los cambios y la degeneración medioambientales, el calentamiento global, los movimientos migratorios de personas desde las zonas rurales hasta las urbanas o la falta de políticas de calidad de la prestación sanitaria en muchas partes del mundo. Otros factores que también influyen en la aparición de nuevos patógenos son los cambios demográficos humanos, los efectos de las nuevas tecnologías y de la indus-

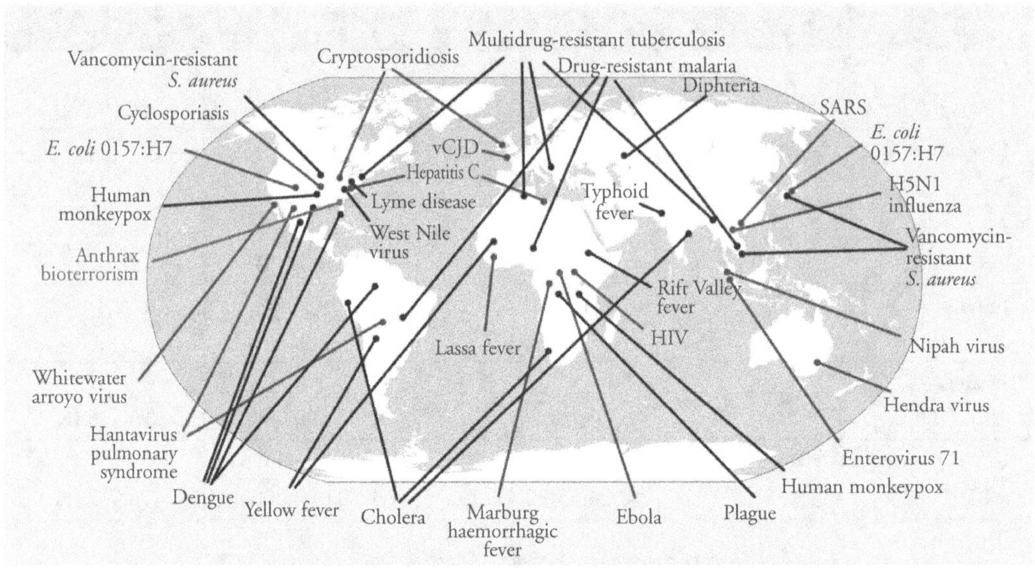

*Figura 2. Rojo: enfermedades emergentes. Azul: enfermedades reemergentes.
Adaptado: Morens, D.M. Nature. 2004; 430: 242-49.*

tria, los viajes y el comercio internacional, así como los cambios y las adaptaciones que experimentan los microbios.[10]

Los agentes patógenos experimentan mutaciones en respuesta a la presión de medidas terapéuticas como los antibióticos, las vacunas o las inmunoterapias. Como consecuencia de ello, las técnicas de detección de patógenos pueden experimentar una disminución en su sensibilidad[10] y propiciar así la transmisión. Ante tan amplia variedad de factores en la aparición de agentes infecciosos emergentes, es imposible predecir cuándo aparecerán y cuál puede ser la siguiente epidemia.

La mayoría de los agentes patógenos a los que tenemos que hacer frente en los bancos de sangre son de origen zoonótico. Bien por haber infectado a los humanos como huésped accidental (VIH) o bien adquiridos a través de la cadena alimentaria (vCJD) o por una transmisión vectorial. Los mosquitos, las garrapatas y otros insectos vectores están en el centro de la transmisión; es decir, son los que transmiten a los humanos la mayoría de las infecciones que actualmente preocupan en los bancos de sangre: la malaria, el dengue, la enfermedad de Chagas, el WNV, la babesia, la ehrlichia, etc. Esta transmisión vectorial tiene una gran movilidad y resulta incontrolable, como ha quedado demostrado en la reciente pandemia del WNV en EE.UU., que en tres años se ha extendido por todo el país.

Hay al menos 35 especies de arbovirus (virus transmitidos por artrópodos) que tienen la potencialidad de transmitirse a través de las transfusiones si se dieran las condiciones específicas. Pertenecen a esta familia los flavivirus WNV, los DEN 1 al DEN 4, que causan el dengue clásico y hemorrágico, el virus de la encefalitis de St. Louis y los virus de las encefalitis equinas.[10] Las enfermedades que producen incluyen desde mínimos síndromes gripales hasta encefalitis graves con un elevado índice de mortalidad en pacientes susceptibles. La amenaza para los bancos de sangre estriba en que la mayoría de los individuos infectados no tienen síntomas y pueden donar sangre sin ser detectados. El dengue, por ejemplo, está adquiriendo carácter epidémico en varias zonas de Asia y de Latinoamérica, y se han dado ya dos casos en Hong Kong en los que se ha demostrado su transmisión por componentes sanguíneos.[10]

2.2 Parásitos

La malaria constituye un motivo de preocupación para los bancos de sangre de todo el mundo. Esta enfermedad la produce un parásito denominado *Plasmodium sp*, del que se conocen cuatro especies diferentes (*P. falciparum, P. vivax, P. ovale* y *P. malariae*), y se transmite a través de la picadura de un mosquito, el anófeles.

Para los países endémicos, mantener un suministro de sangre seguro es en extremo difícil, y a pesar de que traten de identificar a los donantes más seguros, en la mayoría de los casos la única alternativa es administrar fármacos antipalúdicos a todos los receptores de transfusión. En los países no endémicos, la amenaza para el suministro de sangre proviene de las personas que proceden de los países endémicos, bien sean inmigrantes, cooperantes o viajeros. Los movimientos demográficos y los viajes internacionales son cada vez más abundantes y también cada vez son más las personas que pueden acercarse a donar sangre y ser portadoras del parásito. La incidencia de casos postransfusionales en países endémicos es difícil de establecer, pero se estima en unos 50 casos por millón. En los países no endémicos, los casos conocidos son escasos y se estima una incidencia de entre uno y dos casos por millón de transfusiones.

Los países no endémicos abordan la seguridad respecto a este agente mediante la exclusión de los donantes en los que se detecta un riesgo elevado en la entrevista predonación. Pero esta estrategia tiene el problema de que, con poblaciones emigrantes de países endémicos cada vez más numerosas y con el creciente número de personas que viajan a países exóticos, supone la pérdida de muchos donantes. Así, la reciente directiva europea permite la admisión de donantes de riesgo si, previamente, se les practica una prueba de detección del parásito.

Con los cambios demográficos y la creciente inmigración, otra enfermedad transmitida por un vector, la enfermedad de Chagas, comienza a plantear una seria amenaza para la transfusión en países no endémicos. Esta enfermedad la produce un protozoo denominado *Trypanosoma cruzi*, y la transmite un vector de la familia de los triatomínidos (*Triatoma infectans* y otros). La transmisión vectorial es exclusiva de las zonas endémicas, donde la vía transfusional también se produce, además de la vertical de madre a hijo, la accidental y la oral. En los países endémicos es obligatorio llevar a cabo técnicas de detección de anticuerpo anti *T. cruzi* a todas la donaciones de sangre.

Aunque las medidas de control vectorial y las que se han tomado en los bancos de sangre han hecho disminuir la incidencia de la enfermedad, la realidad es que todavía no está erradicada. Hay millones de personas infectadas, la mayoría de las cuales se encuentran en una fase crónica y asintomática. Los individuos infectados en la fase crónica son portadores del parásito, y podrían infectar si donaran sangre sin ser identificados.

Los países no endémicos han optado, en un principio, por excluir a estos donantes, pero estas medidas no son totalmente eficaces y, además, implican una pérdida innecesaria de donantes. Los movimientos demográficos han hecho que este problema no se limite a Latinoamérica sino que se convierta en un problema global. EE.UU. lleva más de 30 años recibiendo inmigrantes de Latinoamérica, y en varios estudios epidemiológicos practicados en estos donantes se ha detectado una prevalencia creciente de anticuerpos anti *T. cruzi*. Las estimaciones prevén que 1 de cada 25.000 donantes americanos tendrían anticuerpos frente a *T. cruzi* y que de éstos, el 63 % serían portadores del parásito en su sangre.[11] En el año 2002 la AABB recomendó analizar las donaciones para detectar la enfermedad en cuanto existiera un test validado. Ahora, tras cinco años, la FDA ha licenciado el primer ensayo ELISA para anti *T. cruzi* y se ha comenzado un estudio en todo el país. La política norteamericana consiste en analizar a todos los donantes y no sólo a los de origen latinoamericano. Hasta el 21 de junio de 2007 se han analizado más de 3,5 millones de donaciones de sangre y se han encontrado 429 repetidamente reactivos, de los cuales 111 se han confirmado por RIPA. El 56 % proceden de los estados de Florida y California, que son los que tienen mayor densidad de población latinoamericana. La mayoría de los casos detectados son de procedencia latinoamericana, pero han detectado nueve casos que tienen una alta probabilidad de ser autóctonos. La proyección de prevalencia estimada a partir de los datos de este estudio es de un donante infectado por cada 26.000, que coincide con la estimada previamente. (Datos presentados por David Leiby en la reunión de la OMS celebrada en Ginebra del 4 al 6 de julio de 2007.)

España es el país de Europa con mayor población latinoamericana, alrededor de 2.000.000 en enero de 2007. En el año 2002 se comenzó a analizar la presencia de anti *T. cruzi* en donantes latinoamericanos, y se encontró una prevalencia de 0,8 %.[12,13] Desde la entrada en vigor del Real Decreto 1088 de 2005, que permite la aceptación de donantes con riesgo epidémico de ser portadores de la enfermedad de Chagas, el 90 % de los centros de transfusión efectúan una prueba de detección de anti *T. cruzi* en donantes seleccionados de riesgo. Con más de 30.000 donantes procedentes de países endémicos analizados, la prevalencia encontrada en esta población es del 0,9 %. (Datos presentados por Emma Castro en la reunión de la OMS celebrada en Ginebra del 4 al 6 de julio de 2007.) En Francia se ha adoptado la misma estrategia que en España, pero al haber comenzado en el mes de mayo de 2007 todavía no tienen casuística.

Otra enfermedad parasitaria que se transmite por transfusión es la babesiosis, producida por una parásito intraeritrocitario denominado *Babesia microti,* y otras especies recientemente identificadas. También se transmite a través de la picadura de una garrapata que pica a los ciervos y, eventualmente, a los humanos. En EE.UU. existen varias zonas endémicas en el noreste y se han comunicado más de 50 casos transmitidos por transfusión. La mayoría de los casos se han producido en EE.UU., pero también se han dado en Canadá y en Japón. En un estudio de seroprevalencia elaborado en el estado de Connecticut, se ha encontrado, a lo largo de cinco años y con 2.000 donantes analizados, una prevalencia que ha evolucionado del 0,8 al 1,7 %.[14] Aunque durante muchos años la amenaza que supone para la transfusión ha sido ignorada, la evolución que está experimentando plantea adoptar medidas de protección en los bancos de sangre. Para su detección se han hecho algunos estudios con test ELISA, pero todavía no existe ninguno validado para ser usado en las donaciones de sangre.

La leishmaniasis es otra enfermedad parasitaria, transmitida por un vector (garrapata), y que tiene la potencialidad de ser transmitida por transfusión. Algunos casos reportados en la literatura sugieren esta posibilidad. Se trata de un parásito intraleucocitario, por lo que el empleo de filtros de leucorreducción podría contribuir a la seguridad de la sangre transfundida.[15] Este parásito se encuentra en muchos países, pero es de especial relevancia en los de la cuenca mediterránea. Un estudio llevado a cabo en donantes de las Islas Baleares encontró una prevalencia en donantes de sangre del 4,6 %.[16,17]

2.3 Bacterias

La contaminación bacteriana de los componentes sanguíneos constituye en la actualidad el riesgo más prevalente de infección transmitida por transfusión, y supera en dos órdenes de magnitud la incidencia de transmisión transfusional de los virus. Ha sido un problema largamente subestimado, pero en la última década, y desde que el riesgo inherente a los tres virus analizados en los bancos de sangre ha experimentado una franca decadencia, la preocupación por la transmisión de bacterias ha sido creciente.

Todos los componentes sanguíneos pueden estar contaminados, pero la mayoría de los casos que han producido reacciones adversas graves postransfusionales han sido a causa de una transfusión de plaquetas.[18-20] Las plaquetas, por su almacenamiento a 20-22 ºC, constituyen un medio ideal en el que un pequeño inóculo de bacterias puede proliferar y alcanzar magnitudes altamente patogénicas. Ésta es una característica particular de las bacterias que no acontece con el resto de los agentes patógenos que pueden contaminar la sangre y sus componentes y que supone una limitación importante para las técnicas de detección.

La frecuencia con que se encuentran contaminados los concentrados de plaquetas varía según diferentes estudios, pero es de alrededor de 1:2.500 para concentrados de plaquetas obtenidas de sangre total[21,22] y 1:5.000 plaquetas de aféresis analizados.[23] El riesgo comunicado con concentrados de hematíes contaminados con *Yersinia enterocolitica* es de 1:40.000.[24] Si bien en la mayoría de los países no existen datos sobre la incidencia de reacciones sépticas postransfusionales graves, se estima que, sin la adopción de medidas preventivas, ésta podría ser de 1:50.000 para transfusiones de plaquetas de donante único, una incidencia mayor con plaquetas de sangre total y de 1:500.000 transfusiones de concentrados de hematíes.[24]

Los microorganismos más frecuentemente encontrados son los constituyentes de la flora cutánea normal. También se han encontrado enterobacterias y flora ambiente. Las vías de entrada de bacterias en los componentes sanguíneos son varias: el arrastre de pequeños fragmentos de piel al interior de la bolsa de extracción, la presencia en la sangre del donante en el momento de la extracción (poco frecuente), los poros o las pequeñas roturas en la bolsa, o los errores en la manipulación de la sangre durante el procesamiento.

Las medidas para evitar la transfusión de componentes contaminados, fundamentalmente plaquetas, consisten en practicar una correcta asepsia del punto de punción en el momento de la extracción, eliminar los primeros 10-30 ml de sangre que se recogen, llevar a cabo una manipulación y preparación correctas de los componentes sanguíneos o detectar las bacterias mediante técnicas de laboratorio.

Una asepsia correcta de la piel precisa de un sistema de limpieza en dos fases, que incluya una combinación de soluciones antisépticas adecuada. La derivación de los primeros mililitros de sangre a una bolsa de toma de muestra es una estrategia fundamentada en el hecho de que durante la punción se pueden arrancar pequeños fragmentos de piel, que entrarían en la bolsa y que pueden contener folículos pilosos, que son zonas inaccesibles a la acción de los antisépticos empleados en la desinfección de la piel.[25,26] El control visual de las bolsas para detectar pérdidas de líquido, cambios de color o la presencia de coágulos, ayuda a impedir situaciones peligrosas. Por último, el empleo de técnicas de detección de bacterias en el propio componente sanguíneo permite segregar los productos contaminados.

Los sistemas clásicos de detección de bacterias basados en el cultivo son muy sensibles. El problema que entraña su aplicación para comprobar la esterilidad de los componentes sanguíneos es que la lectura de los cultivos se produce varios días después de la siembra. Dado que la aplicación más necesaria es en los productos plaquetarios, cuyo período de almacenamiento es de tan sólo cinco días, esta técnica no sería útil más que como control retrospectivo.

Los modernos sistemas de detección bacteriana automática se basan en la medición continua del cambio de color que se produce en los frascos de cultivo, y que está ocasionada por la producción de CO_2 ligada al crecimiento bacteriano. La lectura la lleva a cabo un sistema automatizado, que señala la presencia en el incubador de un frasco reactivo. Permiten detectar contaminaciones en mucho menos tiempo y, por ello, es un sistema que se ha empezado a emplear en los bancos de sangre desde hace una década. Los primeros países en incorporar la detección automatizada de bacterias en los concentrados de plaquetas fueron los del norte de Europa, Bélgica, Holanda y Alemania. En EE.UU. su uso generalizado comenzó en marzo de 2004.

La contribución de los sistemas de detección de bacterias en los componentes plaquetarios es indudable, pero tiene muchas limitaciones. Los sistemas más sensibles son los mencionados de cultivo automatizado, pero sólo se pueden aplicar a los productos recién preparados en los centros de transfusión y no son útiles en el momento previo a la transfusión. Algunos sistemas se pueden emplear inmediatamente antes de la transfusión, pero son muy poco sensibles. Entre ellos se encuentran las tiras de medición de glucosa, la medición del pH, o la realización de una tinción de Gram.[22] Este último sistema, además de ser técnicamente complejo y de precisar de personal entrenado, no tiene una sensibilidad adecuada, ya que sólo detecta las bacterias en concentraciones altas; no obstante, sin duda es bastante específico y ayuda a eliminar algunos productos contaminados.

El protocolo empleado con más frecuencia en los bancos de sangre que analizan la presencia de bacterias, es la toma de muestra directamente de la bolsa de plaquetas y la inoculación de entre 4 y 10 ml en los frascos del sistema de cultivo automático. Hay diferentes modalidades de cultivo: unos emplean sólo un frasco aeróbico[23] y otros, uno aeróbico y otro anaeróbico. Por motivos logísticos y económicos, la mayoría de los centros emplean un único frasco aeróbico. El momento de la toma de muestra también varía dependiendo de los centros, si bien la mayoría toman la muestra a partir de un período de 24 horas tras la extracción. Las plaquetas se liberan para su distribución, normalmente entre 12 y 24 horas después de la siembra,[23] pero las muestras permanecen en cultivo de cinco a siete días.

Las dos series más amplias publicadas son la de la Cruz Roja Americana (ARC),[23] con más de un millón de plaquetas de aféresis analizadas, y la de Canadá,[27] con más de 80.000. En el estudio de la ARC,[23] encuentran una prevalencia de plaquetas contaminadas confirmadas de 1:5.399. De las 612 unidades que dieron un resultado inicialmente positivo, 97 (16 %) ya habían sido transfundidas en el momento de detectarse positivo el cultivo. Ésta es una de las limitaciones más importantes de este sistema, en que se liberan las plaquetas antes de conocerse el resultado.

Otra gran limitación se da con respecto a la sensibilidad, ya que se han detectado falsos negativos en ambos estudios: en el estudio de la ARC se informa de veinte reacciones postransfusionales sépticas, incluidos tres fallecimientos, tras la transfusión de plaquetas negativas en cultivos mantenidos cinco días.[23] En el caso canadiense,[27] se observaron dos casos de plaquetas contaminadas que no fueron detectadas por el sistema de cultivo automatizado. Una de ellas fue causa de fallecimiento y en el segundo caso el paciente sufrió una reacción séptica muy grave que precisó su ingreso en la unidad de cuidados intensivos, a la que sobrevivió.

El riesgo residual de reacción séptica postransfusional debida a transfusión de concentrados de plaquetas analizadas en el centro de transfusión es de al menos 1:74.807, y la de que la reacción sea fatal es de 1:498.711;[23] mientras que la misma organización tenía cifras, antes de comenzar a analizar las plaquetas, de 1:40.000 y 1:240.000, respectivamente, lo que supone una disminución del riesgo en un 50 %.

La conclusión, tras revisar los estudios más significativos, es que en la actualidad no se dispone de ningún sistema de detección de bacterias perfectamente sensible y suficientemente rápido como para poder aplicarlo en el momento previo a la transfusión.[22] Así que la combinación de un método de cultivo en los primeros momentos del almacenamiento, seguido de un test rápido aplicado justo antes de la transfusión, que pueda detectar gérmenes omitidos por el cultivo, son por el momento la mejor combinación de sistemas de detección.

Un sistema que sólo reduce en un 50 % el riesgo no se puede considerar adecuado. Los sistemas de inactivación de patógenos que demuestren capacidad para reducir significativamente los niveles de contaminación bacteriana constituyen, con toda probabilidad, la mejor estrategia para abordar este problema.

2.4 Priones

La última variante de la enfermedad de Creutzfeldt-Jakob (vCJD) es una nueva patología priónica humana producida por el agente de la encefalopatía espongiforme bovina. La enfermedad está causada por la conversión de una proteína priónica normal en una estructura con un plegamiento anormal. Aunque ya desde su primera aparición se especuló con la posibilidad de que fuera transmitida por transfusión, casi diez años después se han comunicado los primeros casos con una alta probabilidad de haber sido transmitidos por dicha vía.[28,29] Por el momento, no existe ningún ensayo de laboratorio para detectarla en la sangre, y las únicas medidas preventivas aplicables son la selección de donantes y los recientemente desarrollados filtros de reducción de la carga priónica en hematíes.

Estos agentes no contienen ácidos nucleicos en su composición y por ello no son sensibles a los métodos de inactivación de patógenos basados en el bloqueo de la replicación de los mismos.

3   Sistemas de inactivación de patógenos: acción versus reacción

Como hemos visto, las medidas adoptadas en los bancos de sangre para prevenir la transmisión de diferentes agentes infecciosos han sido muy eficaces y, en la actualidad, el riesgo de adquirir una infección postransfusional es muy bajo. Pero el sistema no ofrece una protección adecuada frente a la contaminación bacteriana, ni ante nuevas infecciones emergentes o reemergentes. Ante este tipo de agentes es donde un sistema proactivo basado en la inactivación de una amplia gama de patógenos resulta sumamente interesante.

La importancia de disponer de sistemas de inactivación ha quedado demostrada en la industria fraccionadora de plasma que prepara hemoderivados, que ha eliminado la transmisión de los patógenos por completo.[30] Durante la reciente epidemia del WNV en EE.UU., la industria del plasma no se vio afectada y no tuvo que retener sus productos.

Sin embargo, los sistemas de esterilización clásicos aplicables al plasma y a los hemoderivados no son aplicables a los componentes lábiles que se preparan en los bancos de sangre. Estos sistemas emplean tecnologías que afectan a las membranas celulares y que los hacen, por tanto, inaplicables a las plaquetas y los hematíes. El desarrollo de sistemas de inactivación de patógenos aplicables a los componentes celulares precisa una tecnología diferente.

Virus		Reducción log. infectividad
Con envoltura	HBV (humano, cepa MS-2)	> 5,5
	DHBV(virus modelo para HBV)	> 6,2
	DHBV(virus modelo para HBV)	> 6,2
	HCV (humano, cepa Hutchinson)	> 4,5
	BVDV (virus modelo para HCV)	> 6,0
	Cell-HIV-1 libre	> 6,2
	Cell-HIV-1 asociado	> 6,1
	HTLV-I	4,7
	HTLV-II	5,1
	Citomegalovirus	> 5,9*
	SARS-CoV	> 6,21
	Vaccinia virus	> 4,72
	West Nile virus	> 5,52
	Virus blue tongue, tipo 11	6,1-6,4*
Sin envoltura	Virus blue tongue, tipo 11	6,1-6,4*
	Parvovirus B191	
	ß Protocolo estándar	2,0
	ß 30 min incubación**	3,9
	Virus Feline conjuntivitis (calcivirus)	1,7-2,4*
	Simian Adenovirus	0,7-2,3*
	Porcine Parvovirus	0-0,2*
	Calcivirus	1,7-2,4
	Sindbis virus-15	0,7-2,3
	Human adenovirus 5	> 5,7

> Se refiere a que está por debajo del límite de detección del ensayo.
*Approved product claims under CE mark.
** Este período de incubación fue superior al del tiempo estándar marcado en el protocolo.

Tabla 2. Inactivación de virus en plaquetas tratadas con amotosaleno y luz ultravioleta A.[34-36]

En la actualidad, hay varias tecnologías para la inactivación de patógenos en componentes sanguíneos hábiles; unas ya en uso, basadas en amotosaleno y UVA, y otras en fases avanzadas de desarrollo. Todas tienen como principio el bloqueo de los ácidos nucleicos genómicos, impidiendo así la replicación de una amplia variedad de agentes infecciosos. El objetivo de estas tecnologías es impedir la replicación de los patógenos, sin dañar las células vitales del componente sanguíneo, con la menor pérdida de actividad posible y sin ocasionar efectos adversos en el paciente receptor.

La mayoría de estos sistemas han demostrado en estudios de laboratorio una gran capacidad de reducción de diferentes patógenos. En las tablas 2, 3 y 4[31-36]se resumen los resultados obtenidos frente a multitud de virus, bacterias y parásitos con el sistema basado en el empleo de un agente fotoquímico, el psoraleno, denominado amotosaleno, y de la luz ultravioleta A (UVA). Los niveles de reducción son muy altos para todos los patógenos estudiados y están en el rango que permite garantizar la seguridad de los componentes sanguíneos aun en presencia de esos agentes.

Gram-positivos aeróbicos y anaeróbicos)	Reducción log. infectividad
Bacillus cereus (vegetativo)	> 6,0
Bacillus cereus (vegetativo)	> 6,0
Bacillus cereus (incluye esporas)	3,6
Corynebacterium minutissimum	> 6,3
Listeria monocytogenes	> 6,3
Staphylococcus aureus	6,6
Staphylococcus epidermidis	> 6,6
Streptococcus pyogenes	> 6,8
Otras bacterias	**Reducción log. infectividad**
Enterobacter cloacae	5,9
Escherichia coli	> 6,4
Klebsiella pneumoniae	> 5,6
Pseudomonas aeruginosa	4,5
Serratia marcescens	> 6,7
Salmonella choleraesuis	> 6,2
Yersinia enterocolitica	> 5,9
Gram-negativos (aeróbicos)	**Reducción log. infectividad**
Bifidobacterium adolescentis	> 6,5
Clostridium perfringens (forma veg.)	> 7,0
Lactobacillus spp. (anaerobio facultat.)	> 6,9
Propionibacterium acnes (anaerobio facultat.)	> 6,7
Borrelia burgdorferi (enferm. de Lyme)	> 6,9

Tabla 3. Inactivación de bacterias en plaquetas tratadas con amotosaleno y luz ultravioleta A.[33]

El sistema tiene obviamente algunas limitaciones, entre las que destacan su ineficacia ante los priones, la baja eficacia frente a algunos virus con envolturas muy fuertes y la limitada eficacia frente a las esporas bacterianas.

Otro motivo de preocupación es que la mayoría de los sistemas están basados en la adición de una sustancia química y, por tanto, podrían producir toxicidad, mutagenicidad o carcinogénesis a largo plazo. Los estudios de seguridad de los sistemas licenciados demuestran que el margen de seguridad es muy amplio y no parece razonable descartarlos por este motivo. Además, varios estudios preclínicos[37,38] han probado el poder para obrar del sistema y el mantenimiento de una adecuada eficacia clínica de los componentes así tratados. En la actualidad, varios países europeos han adoptado esta tecnología para aumentar la seguridad de los concentrados de plaquetas; los resultados han sido excelentes y no se han observado efectos adversos en los pacientes.[39-41]

Las tecnologías de inactivación o reducción de patógenos constituyen el nuevo paradigma en el abordaje de la mejora de la seguridad transfusional. Seguir añadiendo tests de cribado en los bancos de sangre tiene un límite y no protege el suministro de forma rápida ante un agente emergente. Los sistemas de inactivación brindan una estrategia proactiva y su probada eficacia frente a un panel de virus, bacterias y parásitos muy variado permite inferir que conferirán también cobertura frente a nuevos agentes. Una reciente epidemia producida por el virus chikungunya en la Isla de la Reunión francesa, pudo ser abordada de forma rápida y segura gracias a la implantación del sistema INTERCEPT para el tratamiento de las plaquetas.[42]

Patógeno	Reducción log. infectividad
Trypanosoma cruzi (enfermedad de Chagas)	> 5,3*
Plasmodium falciparum (malaria)	≥ 6*
Leishmania spp. (leishmaniasis)	
Leishmania mexicana promastigotes	> 5,0
Leishmania major amastigotes	> 4,5
> Se refiere a que está por debajo del límite de detección del ensayo. *Approved product claims under CE mark.	

Tabla 4. Inactivación de protozoos en plaquetas tratadas con amotosaleno y luz ultravioleta A.[31,32]

El gran reto de los sistemas de inactivación es su desarrollo para los tres componentes lábiles, plaquetas, plasma y hematíes, e idealmente para el tratamiento de la sangre total antes de la obtención de las tres fracciones. Cuando todos estos sistemas estén disponibles, entonces el potencial de esta estrategia, incluido el poder limitar el número de análisis aplicados, será una realidad. Mientras tanto, su disponibilidad para el tratamiento de las plaquetas y del plasma permite mejorar notablemente la seguridad de los mismos.

4 El principio de precaución y las decisiones de la Conferencia de Consenso de Canadá

La conferencia de Consenso sobre inactivación de patógenos celebrada en Toronto, Canadá, el 29 y 30 de marzo de 2007, con el título: «Pathogen Inactiation: Making Decisions About New Technologies», reunió a un panel de nueve expertos en salud y a un amplio elenco de conferenciantes. Tras las exposiciones de expertos independientes de reconocido prestigio y de un amplio debate con la audiencia, se adoptaron importantes decisiones.

Las conclusiones del panel[43] se basaron en la evidencia científica presentada. La principal conclusión a la que se llegó es que el riesgo de transmisión de los agentes conocidos a través de la transfusión es extremadamente bajo y que, basándose en los informes de hemovigilancia, constituyen un riesgo menor que el de los efectos no infecciosos. Los expertos no recomiendan, por tanto, adoptar sistemas de inactivación basados en estos datos.

Sin embargo, dado que incluso el establecimiento de un sistema activo de supervisión no puede estimar el riesgo de una infección emergente, reconocen que los agentes emergentes han sido descubiertos con una frecuencia creciente desde la aparición del VIH. Consideran, además, que la estrategia de vigilancia, la identificación y el desarrollo de test, permiten a un agente nuevo diseminarse ampliamente antes incluso de que la enfermedad pueda ser reconocida, como ocurrió con el VIH. Adicionalmente, valoran que este tipo de situaciones, cuando transcienden a la opinión pública, minan la confianza en la seguridad del suministro de sangre. Por tanto, concluyen que tales riesgos requieren un abordaje proactivo, en concordancia con el principio de precaución. Este principio es una forma distinta de tomar decisiones para manejar riesgos importantes cuando existe una incertidumbre científica, para poder cumplir con las expectativas de la sociedad de que el riesgo esté cubierto.

Así pues, tras reconocer la existencia de agentes infecciosos transmisibles por transfusión que entran en el suministro de sangre y el riesgo de agentes infecciosos emergentes, el panel de expertos cree que debería implantarse la inactivación de patógenos, cuando estén disponibles tecnologías factibles y con capacidad para inactivar un amplio espectro de agentes infecciosos.

Bibliografía

1. Murphy W. Managing threats rather than risks in blood transfusion: robust design for a complex system. Transfusion 2006; 46: 2011-013.

2. Alter HJ. Microbiological Reasons for Considering Pathogen Inactivation in Transfusion Medicine 2007. Toronto, Canada. Pathogen Inactivation: Making decisions about new technologies. Consensus conference.

3. Schreiber GB, Busch MP, Kleinman SH, *et al*. The risk of transfusion-transmitted viral infections. The Retrovirus Epidemiology Donor Study. N Engl J Med 1996; 334: 1685-690.

4. Álvarez do BM, Gónzalez DR, Hernández Sánchez JM, *et al*. Residual risk of transfusion-transmitted viral infections in Spain, 1997-2002, and impact of nucleic acid testing. Euro Surveill 2005; 10: 20-22.

5. Pillonel J, Laperche S. Trends in risk of transfusion-transmitted viral infections (HIV, HCV, HBV) in France between 1992 and 2003 and impact of nucleic acid testing (NAT). Euro Surveill 2005; 10: 5-8.

6. Stramer SL, Glynn SA, Kleinman SH, *et al*. Detection of HIV-1 and HCV infections among antibody-negative blood donors by nucleic acid-amplification testing. N Engl J Med 2004; 351: 760-68.

7. Stramer SL: Current risks of transfusion-transmitted agents: a review. Arch Pathol Lab Med 2007; 131: 702-07.

8. González R, Echevarría JM, Avellón A, *et al*. Acute hepatitis B virus window-period blood donations detected by individual-donation nucleic acid testing: a report on the first two cases found and interdicted in Spain. Transfusion 2006; 46: 1138-142.

9. Morens DM, Folkers GK, Fauci AS. The challenge of emerging and re-emerging infectious diseases. Nature 2004; 430: 242-49.

10. Allain JP, Bianco C, Blajchman MA, *et al*. Protecting the blood supply from emerging pathogens: the role of pathogen inactivation. Transfus Med Rev 2005; 19: 110-26.

11. Leiby DA, Read EJ, Lenes BA, *et al*. Seroepidemiology of Trypanosoma cruzi, etiologic agent of Chagas' disease, in US blood donors. J Infect Dis 1997; 176: 1047-052.

12. Barea L, González R, Bueno JL, *et al*. Seroprevalencia de la infección por Trypanosoma cruzi en donantes de sangre. Enferm Emergentes 2005; 8: 40-42.

13. Castro E. Transfusión sanguínea y enfermedad de Chagas: iniciativas en Centros de Transfusión de España. Enferm Emergentes 2006; 8: 48-50.

14. Leiby DA, Chung AP, Cable RG, *et al*. Relationship between tick bites and the seroprevalence of Babesia microti and Anaplasma phagocytophila (previously Ehrlichia sp.) in blood donors. Transfusion 2002; 42: 1585-591.

15. Riera C, López Chejade P, Fisa R, *et al.* Efficacy of the Leukoreduction to Reduce the Risk of Leishmania infantum transfusion transmission. Study in blood donors from the Majorca Island (Balearic Islands, Spain). Vox Sang 91 (Supl. 3), 99. 2006.

16. Riera C, Fisa R, Udina M, *et al.* Detection of Leishmania infantum cryptic infection in asymptomatic blood donors living in an endemic area (Eivissa, Balearic Islands, Spain) by different diagnostic methods. Trans R Soc Trop Med Hyg 2004; 98: 102-10.

17. Riera C, Muncunill J, Fisa R, *et al.* Asymptomatic infection by Leishmania infantum in blood donors from the Balearic Islands (Spain). Transfusion 45 (Suplement.), 18A. 2005.

18. Callum JL, Merkley LL, Coovadia AS, *et al.* Experience with the medical event reporting system for transfusion medicine (MERS-TM) at three hospitals. Transfus Apher Sci 2004; 31: 133-43.

19. Robillard P, Nawej KI, Jochem K. The Quebec hemovigilance system: description and results from the first two years. Transfus Apher Sci 2004; 31: 111-22.

20. Stainsby D, Jones H, Asher D, *et al.* Serious hazards of transfusion: a decade of hemovigilance in the UK. Transfus Med Rev 2006; 20: 273-82.

21. Castro E, Bueno JL, Barea L, *et al.* Feasibility of implementing an automated culture system for bacteria screening in platelets in the blood bank routine. Transfus Med 2005; 15: 185-95.

22. Yomtovian RA, Palavecino EL, Dysktra AH, *et al.* Evolution of surveillance methods for detection of bacterial contamination of platelets in a university hospital, 1991 through 2004. Transfusion 2006; 46: 719-30.

23. Eder AF, Kennedy JM, Dy BA, *et al.* Bacterial screening of apheresis platelets and the residual risk of septic transfusion reactions: the American Red Cross experience (2004-2006). Transfusion 2007; 47: 1134-142.

24. Blajchman MA, Goldman M. Bacterial contamination of platelet concentrates: incidence, significance, and prevention. Semin Hematol 2001; 38: 20-26.

25. Bruneau C, Pérez P, Chassaigne M, *et al.* Efficacy of a new collection procedure for preventing bacterial contamination of whole-blood donations. Transfusion 2001; 41: 74-81.

26. de Korte D, Curvers J, de Kort WL, *et al.* Effects of skin disinfection method, deviation bag, and bacterial screening on clinical safety of platelet transfusions in the Netherlands. Transfusion 2006; 46: 476-85.

27. Ramírez-Arcos S, Jenkins C, Dion J, *et al.* Canadian experience with detection of bacterial contamination in apheresis platelets. Transfusion 2007; 47: 421-29.

28. Llewelyn CA, Hewitt PE, Knight RS, *et al.* Possible transmission of variant Creutzfeldt-Jakob disease by blood transfusion. Lancet 2004; 363: 417-21.

29. Peden AH, Head MW, Ritchie DL, *et al.* Preclinical vCJD after blood transfusion in a PRNP codon 129 heterozygous patient. Lancet 2004; 364: 527-29.

30. Burnouf T, Radosevich M. Reducing the risk of infection from plasma products: specific preventative strategies. Blood Rev 2000; 14: 94-110.

31. Castro E, Gironés N, Bueno JL, *et al.* The efficacy of photochemical treatment with amotosalen HCl and ultraviolet A (INTERCEPT) for inactivation of *Trypanosoma cruzi* in pooled buffy-coat platelets. Transfusion 2007; 47: 434-41.

32. Eastman RT, Barrett LK, Dupuis K, *et al.* Leishmania inactivation in human pheresis platelets by a psoralen (amotosalen HCl) and long-wavelength ultraviolet irradiation. Transfusion 2005; 45: 1459-463.

33. Lin L, Dikeman R, Molini B, *et al.* Photochemical treatment of platelet concentrates with amotosalen and long-wavelength ultraviolet light inactivates a broad spectrum of pathogenic bacteria. Transfusion 2004; 44: 1496-504.

34. Lin L, Hanson CV, Alter HJ, *et al.* Inactivation of viruses in platelet concentrates by photochemical treatment with amotosalen and long-wavelength ultraviolet light. Transfusion 2005; 45: 580-90.

35. Pinna D, Sampson-Johannes A, Clementi M, *et al.* Amotosalen photochemical inactivation of severe acute respiratory syndrome coronavirus in human platelet concentrates. Transfus Med 2005; 15: 269-76.

36. Sawyer L, Hanson D, Castro G, *et al.* Inactivation of parvovirus B19 in human platelet concentrates by treatment with amotosalen and ultraviolet A illumination. Transfusion 2007; 47: 1062-070.

37. McCullough J, Vesole DH, Benjamin RJ, *et al.* Therapeutic efficacy and safety of platelets treated with a photochemical process for pathogen inactivation: the SPRINT Trial. Blood 2004; 104: 1534-541.

38. van Rhenen D, Gulliksson H, Cazenave JP, *et al.* Transfusion of pooled buffy coat platelet components prepared with photochemical pathogen inactivation treatment: the euroSPRITE trial. Blood 2003; 101: 2426-433.

39. Castro E, Bueno JL, Rodríguez P, *et al.* Three years of experience with the INTERCEPTTM blood system for apheresis platelets in routine use. Vox Sang 93; 163. 2007.

40. Isola H, Kientz D, Wiesel M, *et al.* Implementation of photochemical pathogen inactivation (INTERCEPT blood system for platelets) in a regional blood center. Vox Sang 93; 165-66. 2007.

41. Lambermont G, Cellier N, De Meuter R. One year of routine use of the INTERCEPT Blood System for platelet pathogen inactivation: product preparation and clinical evaluation. Vox Sang 93; 166-67. 2007.

42. Rasongles P, Isola H, Kientz D, *et al.* Rapid implementation of phtochemical pathogen inactivation (INTERCEPT) for preparation of platelet components during an epidemic of chikungunya virus. Vox Sang 91; 32. 2006.

43. Klein HG, Anderson M, Bernardi MJ, *et al.* Pathogen inactivation: making decisions about new technologies-preliminary report of a consensus conference. Vox Sanguinis, 2007; In press.

Capítulo 2

Mecanismo de acción y perfil de seguridad de la reducción de patógenos basada en amotosaleno y FRALE

Azucena Castrillo Fernández

Centro de Transfusión de Galicia
Santiago de Compostela

Dirección para correspondencia
Centro de Transfusión de Galicia
Dra. Azucena Castrillo Fernández
Monte da Condesa, s/n
15706 Santiago de Compostela
azucena.castrillo.fernandez@sergas.es

1 Introducción

Es preciso colocar los riesgos de la transfusión en su punto justo y actuar razonablemente sobre las situaciones de riesgo con más impacto. El riesgo de infección por la transfusión nunca podrá ser cero, ya que la sangre es un producto biológico que procede de donantes que nunca están totalmente libres de gérmenes. El riesgo residual de transmisión viral después de aplicar tecnologías NAT, se cifra en menos de un caso por cada dos millones de unidades para el VIH, menos de uno por 1,5 millones para el VHC, menos de uno por 200.000 para el VHB y también menos de uno por dos o tres millones para el HTLV I/II.[1] El riesgo de contaminación bacteriana es mayor, pues la prevalencia de bacterias en los componentes sanguíneos (CS) oscila dentro de un rango amplio, dependiendo de las fuentes consultadas. Se puede inferir, a partir de los datos ofrecidos por los sistemas de hemovigilancia, que lo más aproximado a la realidad es la existencia de un episodio séptico por cada 50.000 concentrados de plaquetas (CP) y uno por cada 500.000 concentrados de hematíes (CH) transfundidos.

Para afrontar el riesgo microbiológico en materia de transfusión hay dos posibles vías: una de detección de los potenciales patógenos y otra de carácter proactivo; en esta última, tienen cabida las estrategias de inactivación o las tecnologías de reducción de patógenos, las cuales ya se están aplicando en el plasma desde hace años y más recientemente en las plaquetas; para los hematíes se hallan en una fase avanzada de investigación. Estos tratamientos son selectivos para los potenciales patógenos porque actúan sobre los ácidos nucleicos (AN), ausentes en las plaquetas y los hematíes. Este efecto diana sobre los AN excluye su acción sobre los priones (glucoproteínas).[2,3]

Los procesos de inactivación o reducción de patógenos tienen por objeto inactivar virus, bacterias y parásitos presentes en los CS, que puedan tener efectos nocivos en el receptor de la transfusión, sin comprometer su eficacia terapéutica ni causar efectos adversos. Los términos inactivación y reducción de patógenos (IP y RP) se utilizan indistintamente, pero muchos autores prefieren el segundo porque no se puede garantizar la total esterilidad, y aunque esto fuese posible no se puede demostrar de un modo inequívoco. El planteamiento ideal sería disponer de un tratamiento válido para todos los CS, pero el enfoque práctico exige desviarse del ideal y dirigir tales agentes al tratamiento individual de los CS.

El cloruro de amotosaleno (S-59) combinado con luz ultravioleta A (UVA) constituye el llamado tratamiento fotoquímico (PCT), desarrollado para inactivar toda una amplia variedad de patógenos, así como los leucocitos presentes en los CS. Este tratamiento está disponible con el nombre de INTERCEPT *blood system,*™ y en la actualidad ya se encuentra instaurado en algunos países. A continuación, se explica el mecanismo de acción y el perfil de seguridad del amotosaleno (S-59) y del S-303 (FRALE); el primero, dirigido a tratar el plasma y las plaquetas y el segundo, dirigido a los hematíes. Ambos compuestos basan su mecanismo de acción en la tecnología Helinx,™ desarrollada por Cerus Corporation, Concord, CA.

2 Amotosaleno

La existencia de componentes con propiedades fotosensibilizadoras era conocida en la antigüedad. Su uso data del año 1500 aC, en el antiguo Egipto y en India, donde se trataba con ellos las lesiones depigmentadas de la piel. Los principios activos de estos componentes proceden de diversas plantas: el apio, el perejil, la chirivía o el hipérico (planta de San Juan); se aplicaban sobre la piel dañada y, tras la exposición a la luz solar, se producía una reepitelización y repigmentación de la misma. Otro hecho en relación con estos compuestos son los experimentos llevados a cabo por Oscar Raab en 1897; observó que tras colocar los paramecios en un medio con tintura de acridina y exponerlos a la luz solar morían, pero no se afectaban si desaparecía la exposición a la luz. Estos componentes se identificaron como furocumarinas, que incluyen a los psoralenos utilizados para tratar la psoriasis y los tumores cutáneos. La fotorreacción entre psoralenos y AN se reconoció en los años sesenta y desde entonces la química del psoraleno está estrechamente relacionada con el conocimiento de la estructura terciaria de los AN, la interacción ADN proteína, la replicación celular, la reparación del ADN y el desarrollo de biotecnología para la manipulación de los AN.[4]

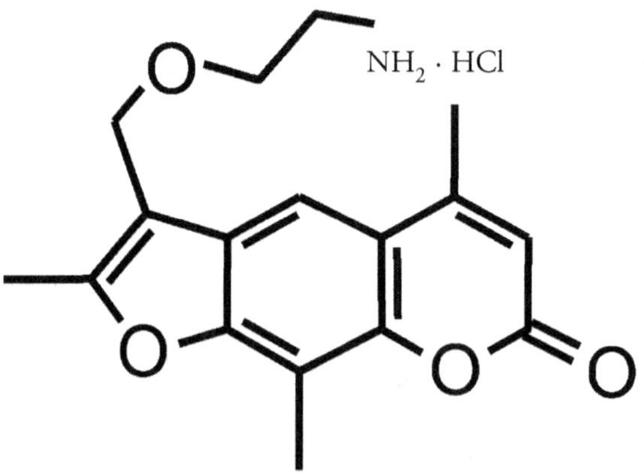

Figura 1. Estructura química del amotosaleno (S-59).

Los psoralenos, en su forma natural, son compuestos heterocíclicos. La adición de aminas los hace más solubles en agua, lo que incrementa su afinidad por los AN. Hay una serie de características de los psoralenos que van a determinar mayor utilidad para inactivar microorganismos en los CS: su pureza química, que se activen sólo en presencia de luz, que sean retenidos preferentemente por el/los organismo/s diana, su excreción o eliminación rápida, su toxicidad mínima y un amplio espectro de actuación.[5,6] Han sido evaluados cientos de psoralenos, pero sólo el amotosaleno (véase la figura 1), un psoraleno sintético formulado como una sal, cumple los criterios referidos. El cloruro de amotosaleno, comparado con los psoralenos naturales, es más soluble y se mueve libremente a través de las membranas celulares, lo cual facilita su eliminación.

2.1 Mecanismo de acción

El amotosaleno, también conocido como S-59, designado así por ser el 59º compuesto de aproximadamente 200 psoralenos sintetizados por Cerus, junto con la luz UVA forma parte del proceso de inactivación de patógenos para el plasma y las plaquetas, pero no es posible aplicarlo en los hematíes porque la hemoglobina absorbe la luz UVA.

El amotosaleno actúa en una reacción de tres pasos:

1. El componente químico se intercala entre las hebras del AN, bien ADN o ARN; este hecho tiene que ser rápido y el anillo del psoraleno ha de situarse en una posición favorable dentro de la estructura helicoidal del AN.
2. La exposición a la luz UVA, con una longitud de onda de 320-400 nm, facilita que el S-59 se una a las bases pirimidínicas (timidina, citosina y uracilo) y forme un monoaducto o puente (en el lado furano de la molécula), lo cual ocasiona que la hélice del AN se desenrede ligeramente.
3. Al continuar la exposición a la luz se forma un doble puente, lo que da como resultado un entrecruzamiento entre hebras.[7,8] Este entrecruzamiento es estable y la replicación no va a ser posible, de manera que el material genético queda completamente inutilizado y, por tanto, no funcional (véase la figura 2). Este mismo proceso ocurre en el AN de una sola hebra, que tienen estructuras secundarias como horquillas o bucles, y la proximidad estrecha de las bases pirimidínicas lo favorece.[7]

A diferencia de otros compuestos que interactúan con el AN, los psoralenos tienen una afinidad por el ADN y el ARN algo indiscriminada. La interacción con las bases es específica; en el ADN la timidina es el nucleótido diana en la formación de puentes[9] y el uracilo, en el ARN,[10] lo cual va a permitir la inactivación de pequeñas cantidades de AN en presencia de otras moléculas biológicas. En principio, un único entrecruzamiento permanente en un genoma debería bloquear la replicación; sin embargo, los entrecruzamientos ocurren con una frecuencia estadística y se ha estimado, basándose en estudios de probabilidades (distribución de Poisson), que para conseguir una inactivación

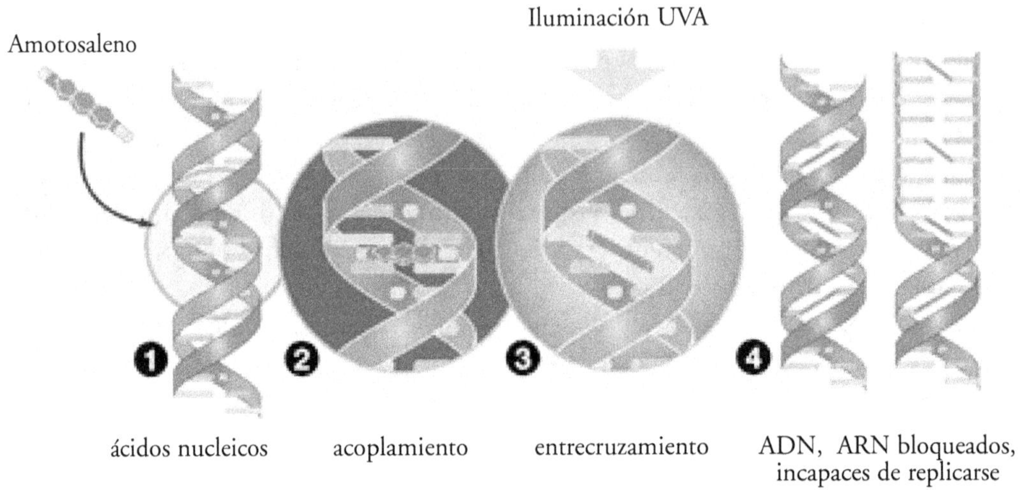

Figura 2. Mecanismo de acción del tratamiento fotoquímico (amotosaleno más UVA).

viral de 6 logs, el 99,9999 % de todas las partículas víricas necesitan al menos un entrecruzamiento y la frecuencia media de entrecruzamientos debería ser de 14,6 por hebra.[7] Como el tamaño del genoma es variable entre los organismos, el número de puentes necesario para la inactivación del genoma también varía considerablemente; así, las bacterias requieren la formación de un puente por cada 100.000 pares de bases (pb), mientras que los virus pequeños precisan del orden de uno por varios cientos de pb; en concreto, el VHB requiere una frecuencia media de entrecruzamiento de uno por cada 100 pb para asegurar una inactivación de 6 logs, siendo menor para bacterias y muy inferior para las células humanas.[7] Todo esto se aprecia gráficamente en la figura 3, donde la banda sombreada del gráfico representa la frecuencia aproximada de entrecruzamiento encontrada en el proceso de inactivación con amotosaleno. Así, los patógenos que tengan un tamaño de genoma situado a la derecha de la región donde la banda sombreada se cruza con la línea de inactivación de 6 logs, serán eficazmente inactivados.

Sólo una pequeña fracción (0,001-10 %) del material vírico replicado se convertirá en un virión infeccioso (con capacidad para replicarse de nuevo). La tecnología NAT, utilizada rutinariamente para el rastreo genómico viral, detecta material genético sin tener en cuenta si es o no infectivo; por ese motivo, aunque el PCT produce una inhibición completa de la infectividad del VIH, apenas modifica los resultados del NAT.

2.2   *El proceso de PCT en el laboratorio de preparación de CS*

La concentración propuesta de amotosaleno de 150 mM/mL, junto con iluminación UVA (fuente de luz de 15-20 mW/cm² durante 3-4 minutos, que proporciona 3 julios/cm²) da lugar a la formación de una media de 12 entrecruzamientos cada 1000 pb,

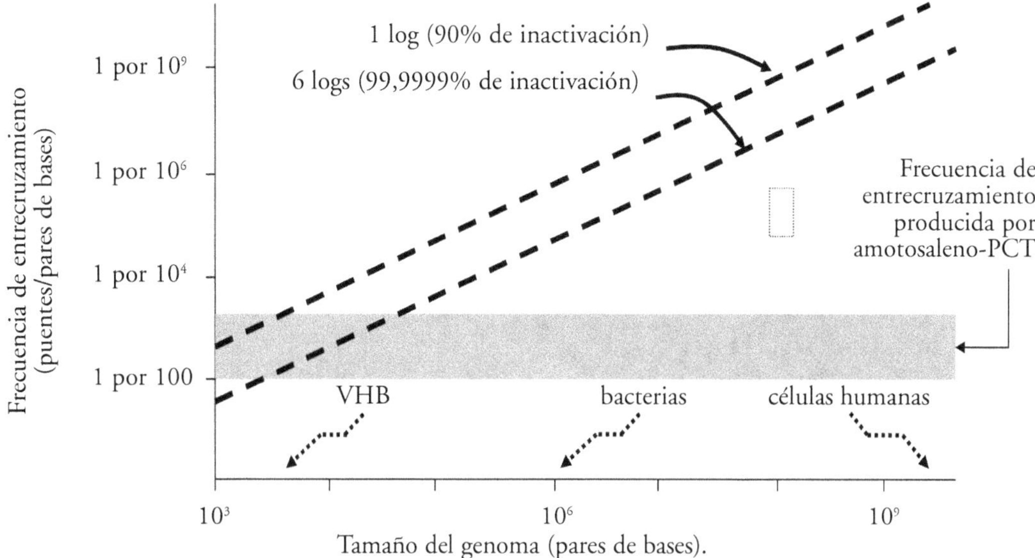

Figura 3. Frecuencia teórica de entrecruzamientos generados por el tratamiento de inactivación.
Tomado de S. Wollowitz [Semin Hematol 2001; 38 (Suppl 11): 4-11]
PCT: tratamiento fotoquímico

es decir, una por cada 83 pb. En las plaquetas, el sistema actúa mejor con una concentración final de plasma de aproximadamente el 35 %, correspondiendo el resto del volumen a una solución aditiva (InterSol o PAS III). Una vez producida la reacción, las plaquetas o el plasma son incubados a temperatura ambiente con un dispositivo de adsorción (CAD, *coumpound adsorption device*). Éste tiene forma de placa o disco compuesto de partículas esféricas adsorbentes, recubiertas de carbono activado o resinas sintéticas que están inmovilizadas en una matriz de copolímeros estireno-divinilbenceno, cuya finalidad es eliminar el psoraleno libre y sus fotoproductos. Este último paso de adsorción requiere varias horas para las plaquetas pero es muy rápido para el plasma, de modo similar a una filtración convencional (véase la figura 4).

A partir de la dosis inicial de amotosaleno establecida para una unidad de plaquetas de 300 mL (15,2 mg), tras la fase de adsorción se detecta una pequeña cantidad libre (0,05 mg), algunos fotoproductos libres (2,7 mg) y fotoproductos unidos a moléculas y plaquetas (4 mg).

En el entorno del banco de sangre, desde un punto de vista práctico, el éxito del proceso depende de diversos aspectos:

a) El *equilibrio entre la concentración de psoraleno y la dosis de luz*, de manera que altas concentraciones del primero y bajas dosis de luz pueden ser equivalentes a bajas concentraciones de S-59 y altas dosis de luz; la dosis propuesta de 150 µmol/L de S-59 y 3 J/cm² de UVA representa un balance entre ambos, el S-59 en solución es excitado a una longitud de onda de UVA de 320 a 400 nm.

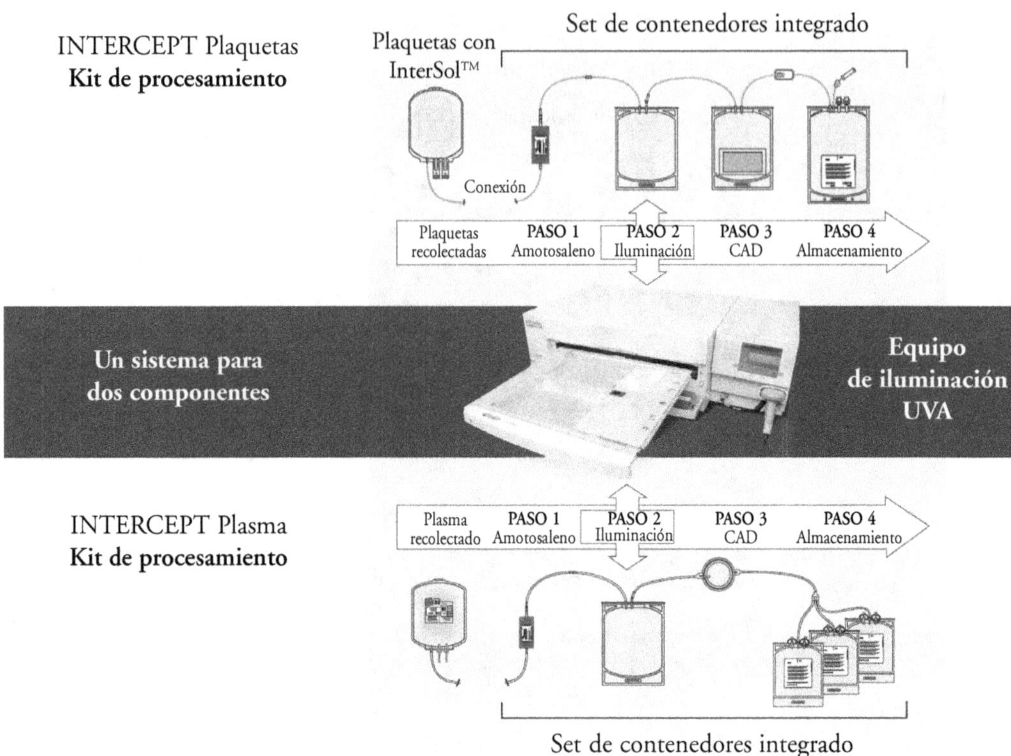

Figura 4. Proceso del tratamiento con INTERCEPT blood system™ para plaquetas y plasma.
CAD (coumpound adsorption device): *dispositivo de adsorción para eliminar los productos residuales.*

b) Interviene la *composición de la solución utilizada*, ya que los psoralenos pueden unirse inespecíficamente a otras moléculas biológicas como proteínas y lípidos; de hecho, en un principio, se afirmó que la constante de unión a la albúmina y otras proteínas podía menoscabar el proceso, aunque se ha comprobado que la presencia de proteínas tiene un efecto mínimo en la actividad del S-59 y se ha constatado una buena inactivación viral incluso en plasma total.[11]

c) *El medio* también influye, de manera que la reacción se desarrolla más favorablemente si la concentración de hematíes está controlada, ya que la hemoglobina absorbe la luz UVA.

d) *El contenedor*, es decir, los plásticos utilizados, tiene que ser compatible con la reacción que se lleva a cabo y ser transparente a la luz en toda su superficie.[12]

2.3   *Espectro de actividad del amotosaleno*

Con las condiciones de tratamiento con amotosaleno y UVA indicadas, se ha descrito una elevada eficacia de inactivación de distintos virus, tanto animales como humanos.

Dicha eficacia supera el límite de detección para una mayoría de virus. Los virus que están en forma latente o que tienen su material genético integrado en el AN de leucocitos contaminantes (por ejemplo, la forma proviral del VIH), son también inactivados. Algunos virus no encapsulados, como el VHA o el parvovirus B19, tienen una cápside impermeable con una estructura interna muy compacta e interdigitada, lo que les confiere resistencia a la mayoría de los tratamientos de inactivación. Algunos de estos virus pueden encontrarse en la sangre de donantes a títulos altos, del orden de 10^8 a 10^{12} geq/ml (genoequivalentes por ml). Recientemente, se ha publicado un estudio sobre plaquetas y parvovirus B19 en el que se observa que determinadas condiciones, como el tiempo de incubación con psoraleno previo a la fase de iluminación, tienen un impacto positivo en la eficacia de inactivación del virus, y se consigue con ello una reducción de hasta 5,8 $\log_{10}$.[13]

La eficacia de este sistema frente a bacterias potencialmente contaminantes ha sido estudiada en varias especies bacterianas, en plaquetas y en plasma,[14,15] y se ha obtenido una eficacia superior a 5,9 $\log_{10}$ para todas ellas, excepto para *Pseudomona aeruginosa* (4,5 $\log_{10}$) y para *Bacillus cereus* en la forma esporulada (3,6-3,9 $\log_{10}$); en este último caso, la presencia de nutrientes en los CS favorece el paso a la fase vegetativa, que es inactivada más fácilmente (véase la tabla 1).

El nivel de inactivación en bacterias se calcula en términos de reducción logarítmica, mediante la fórmula siguiente:

Reducción Log = Log (título de bacterias pretratamiento / título de bacterias postratamiento).

La inactivación suficiente para que el microorganismo quede por debajo del límite de detección se indica como «mayor de» o «>». Así, una reducción mayor de 6 log representa una inactivación mayor del 99,9999 % de la carga bacteriana.

También se ha constatado sensibilidad al PCT en espiroquetas como el *Treponema pallidum* y la *Borrelia burgdorferi,*[14] y se han comunicado buenos resultados de inactivación en algunos protozoos como el *Tripanosoma cruzi*, el *Plasmodium falciparum*, la *Leishmania mexicana* y *Leishmania major*.[16] En general, la aplicación del PCT en parásitos tiene algunas dificultades, ya que éstos poseen un ciclo vital complejo y pueden estar presentes en la sangre en varias formas, incluyendo estados intra y extracelular, lo que conlleva cierta variabilidad en el acceso de los agentes inactivadores. Otra dificultad añadida es que sólo se pueden inactivar experimentalmente aquellos parásitos susceptibles de cultivo en laboratorio.[2]

En el PCT con amotosaleno, la presencia de luz UVA es esencial para la inhibición de los AN, y por ende de los organismos y células que los contengan, como los leucocitos, e incluso puede inhibir la capacidad proliferativa de las células T, constituyendo por tanto un posible recurso alternativo a la radiación gamma.

	Plaquetas	Plasma	Hematíes
	Reducción log$_{10}$	Reducción log$_{10}$	Reducción log$_{10}$
Virus encapsulados			
VIH libre	> 6.2	> 6.8	> 6.5
VIH intracelular	> 6.1	> 6.4	> 6.2
VHC	> 4.5	> 4.5	
VHB	> 5.5	> 4.5	
CMV intracelular	> 5.9		
HTLVI/II	4.7 / 5.1	4.5 / 5.7	4.2 / 5.1
VNW	> 6	6.8	> 6
SARS-CoV	> 6.2	5.5	
BVDV (modelo para VHC)	> 6	> 6	> 7.3
DHBV (modelo para VHB)	> 6.2	5.1	> 6.3
Virus no encapsulados			
Blue tongue virus	6.1-6.4	5.1	6
Parvovirus B19	≈4	3.5	> 3.4
Adenovirus humano 5	> 5.7	> 6.8	
Bacterias Gram-negativas			
Escherichia coli	> 6.4		>7.4
Serratia marcescens	> 6.7		4.2
Klebsiella pneumoniae	> 5.6	>7.4	
Pseudomonas aeruginosa	4.5		5
Salmonella choleraesuis	> 6.2		4.7
Yersinia enterocolitica	> 5.9	> 7.3	> 7 // > 5
Enterobacter cloacae	5.9		
Bacterias Gram-positivas			
Staphylococcus epidermidis	> 6.6	> 7.3	> 6.9
Staphylococcus aureus	6.6		> 5.2
Streptococcus pyogenes	> 6.8		
Listeria monocytogenes	> 6.3		> 7.1
Corynebacterium minutissimum	> 6.3		
Bacillus cereus (vegetativa)	> 5.5		> 6.3
Bacillus cereus (esporas)	3.6-3.9		
Bacterias Gram-positivas anaerob			
Lactobacillus species	> 6.4		
Propionibacterium acnes	> 6.2		
Clostridium perfringens	> 6.5		
Bifidobacterium adolescentis	> 6		
Espiroquetas			
Treponema pallidum	6.8-7	> 5.9	
Borrelia burgdorferi	> 6.9	> 10.6	
Protozoos			
Trypanosoma cruzi	> 5.3	> 5	> 5.3
Plasmodium falciparum	> 7	6.9	> 6.8
Leishmania mexicana/L. major	> 5.4 // > 4.3		
Babesia spp		> 5.3	> 4.9

Tabla 1. Reducción de patógenos por tecnología HelinxTM en plaquetas y plasma después de PCT (S-59 más UVA), y en hematíes después del tratamiento con S-303[8,11,14,15,25,30,31]

2.4　Perfil de seguridad del tratamiento con amotosaleno y UVA

2.4.1　Evaluación de la toxicidad en el receptor del componente tratado

Después del PCT, los CP contienen trazas de psoraleno, menos del 1 % respecto a la concentración inicial, y fotoproductos libres y unidos a macromoléculas y a plaquetas. Ya que el PCT ejerce su acción sobre los AN, cabe pensar que cualquier actividad residual del compuesto pueda tener efectos colaterales genotóxicos, de teratogenicidad y carcinogenicidad, además de los posibles efectos de toxicidad directa. Los estudios preclínicos de seguridad se llevaron a cabo siguiendo las directrices de la regulación internacional al respecto.[17] El programa de estudio toxicológico fue llevado a cabo en ratas y perros, con esquemas de dosis diferentes, utilizando una sola dosis elevada para explorar la toxicidad aguda y repetidas dosis para evaluar la toxicidad subaguda y crónica. Se examinaron datos de seguridad farmacológica y la farmacocinética del producto, así como posibles efectos de toxicidad aguda, teratogenicidad, carcinogénesis, fototoxicidad del amotosaleno solo, junto con UVA y con aplicación o no de CAD (sistema de adsorción); la omisión de esta última fase tiene la intención de incrementar las concentraciones de amotosaleno y valorar los márgenes de seguridad con altas dosis.

Los estudios de toxicinética en animales demuestran que el amotosaleno tiene una vida media corta y que no hay acumulación de dosis después de tres meses de tratamiento. No se evidenció toxicidad cardíaca, renal ni en el sistema nervioso central, y tampoco irritación venosa.[18]

En los estudios de genotoxicidad, la dosis administrada fue 40.000 veces mayor que la dosis clínica y en los de carcinogenicidad la dosis fue de 1 mg/kg, es decir, 1.000 veces superior a la exposición clínica. La potencial carcinogenicidad de plaquetas y plasma tratadas con la tecnología Helinx™ fue estudiada en ratones transgénicos heterocigotos p53 (modelo animal sensible a potenciales carcinógenos y desarrollo de tumores malignos) tras seis meses de tratamiento.[19] Los resultados ponen de manifiesto la ausencia de dichos efectos, aun con dosis muy superiores a las propuestas para el uso clínico (véase la figura 5). En relación con la fototoxicidad, se registraron algunos casos de alteraciones dérmicas y oculares en ratas, siempre con dosis superiores a las clínicas (1 mg/kg, lo que equivale a 1.000 veces más). A la vista de los resultados, parece que la frecuencia de toxicidad es baja y que los ensayos en fase III no son lo suficientemente extensos como para detectarla. Por tal motivo, parece aconsejable establecer estudios de fase IV, es decir, análisis en las condiciones rutinarias de aplicación, con el fin de recoger datos de una población más amplia donde estén representados todos los pacientes: los neonatos, los que tienen edad pediátrica o geriátrica, los inmunodeprimidos y las embarazadas.[6,20]

Los psoralenos tienen la capacidad de unirse a las proteínas y los lípidos, por lo que estos compuestos o sus fotoproductos podrían unirse a las plaquetas o a los componentes plasmáticos y dar lugar a la formación de neoantígenos. La valoración de este hecho fue estudiada a nivel molecular durante la fase de PCT, y también se estudió la respues-

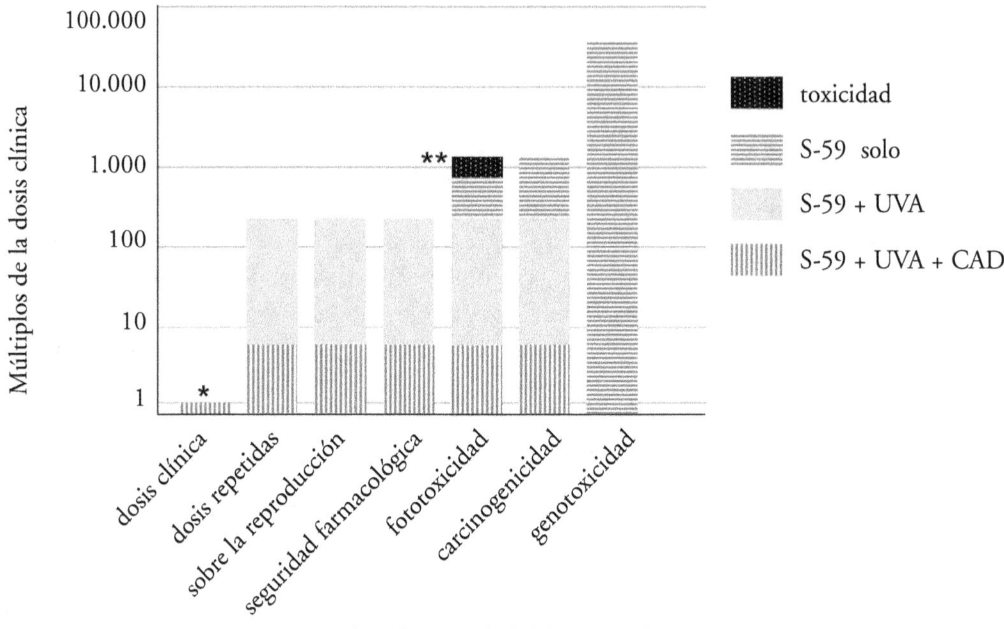

Figura 5. Estudios de toxicidad y márgenes de seguridad del tratamiento con amotosaleno.
Tomado de V. Ciaravino [Semin Hematol 2001; 38 (Suppl 11): 12-9]
** La dosis de exposición clínica de amotosaleno es 1 mg/kg (media estimada)*
Únicamente se observó fototoxicidad en ratas con dosis 1.000 veces superior a la dosis de exposición clínica
***En los demás estudios no se apreció toxicidad a las dosis máximas utilizadas.*

ta inmunológica en 523 pacientes que recibieron más de 8.000 unidades de plaquetas y plasma tratados (estudios clínicos de fase III). En ningún paciente se constataron manifestaciones clínicas o hallazgos de laboratorio que apuntaran a la posible existencia de neoantígenos; tampoco se detectaron alteraciones en las proteínas de la membrana plaquetaria, basándose en estudios de anticuerpos linfocitotóxicos y en la detección de aloanticuerpos específicos de las plaquetas.[21]

Otro aspecto importante es que el PCT es diferente de otro tratamiento basado en la luz, el fotodinámico, en el que finalmente se forma el oxígeno singlete y otros derivados con propiedades oxidativas que actúan de manera indiscriminada sobre las proteínas locales y los AN. Los psoralenos en general tienen una mínima acción por esta vía y el amotosaleno, tanto en estudios clínicos como *in vitro*, no ha mostrado esta reacción, o al menos no se ha hecho aparente a través de manifestaciones clínicas relevantes.[22]

2.4.2 *Evaluación de toxicidad o alteraciones en el componente tratado*

El efecto del tratamiento fotoquímico sobre las plaquetas o el plasma, tanto en estudios *in vitro* como *in vivo*, pone de manifiesto el mantenimiento de propiedades funcionales, lo que asegura una eficacia clínica aceptable; sin embargo, se produce un cierto menoscabo cuantitativo y cualitativo en los componentes tratados. Probablemente, sean necesarias otras valoraciones que determinen la recuperación y supervivencia de las células transfundidas; por ejemplo el estudio con plaquetas marcadas con isótopos.

En los dos últimos años se han publicado algunos trabajos relacionados con el desarrollo de una prueba para documentar el éxito del PCT. En ellos se determinó el efecto en la molécula diana, es decir, en el ADN mitocondrial de la plaqueta, mediante reacción en cadena de la polimerasa (PCR) específica para dicho AN. Una inhibición de la PCR después del PCT ofrece una información directa de las modificaciones del AN por el amotosaleno; en esto se diferencia de los controles existentes hasta ahora, como la dosimetría de la luz UVA o el análisis de la fotodegradación del amotosaleno por cromatografía líquida de alto rendimiento (HPLC), que proporcionan datos indirectos. Por todo ello, se podría considerar el ensayo de la inhibición de la PCR una buena propuesta para evaluar el PCT, aun en ausencia de patógenos, y podría tener interés la posibilidad de automatización como parte del control de calidad del proceso.[23]

3   S-303 (FRALE)

Uno de los métodos de reducción de patógenos aplicado a los hematíes se basa en la tecnología Helinx.™ Utiliza un agente que no necesita iluminación para ejercer su acción, el S-303, que forma parte de una clase de compuestos denominados FRALE (*Frangible Anchor-Linker-Effector;* efector y anclaje unidos por un conector fácilmente hidrolizable). El S-303 es una molécula pequeña con poder alquilante, derivada de la mostaza quinacrina.[24] Los tratamientos de quimioterapia para el cáncer basados en las mostazas, tales como la nitacrina o la mepacrina, tienen efectos colaterales derivados de su falta de selectividad por el ADN. El tratamiento de los hematíes con estos compuestos, según la tecnología desarrollada por Cerus, va dirigido a los AN del potencial patógeno y no actúa sobre los hematíes maduros, que carecen de AN. Esta forma de actuación evita o elude los efectos colaterales mencionados.[3]

Desde el punto de vista químico, el nombre completo del S-303 es [N,N-bis (2-cloroetilo)]-2-etilamino 3-[(acridina-9-il) amino] dihidrocloruro de propionato, y la fórmula es $C_{22}H_{27}Cl_4N_3O_2$. En estado de sal adquiere la forma de microcristales amarillos y se presenta con la nomenclatura de S-303•2HCl, es muy soluble en agua y se denomina S-303 (véase la figura 6).

3.1   Mecanismo de acción

El S-303 es una molécula pequeña de estructura plana, cargada positivamente, que se intercala con facilidad entre las regiones helicoidales de los AN, cargados negativamente.

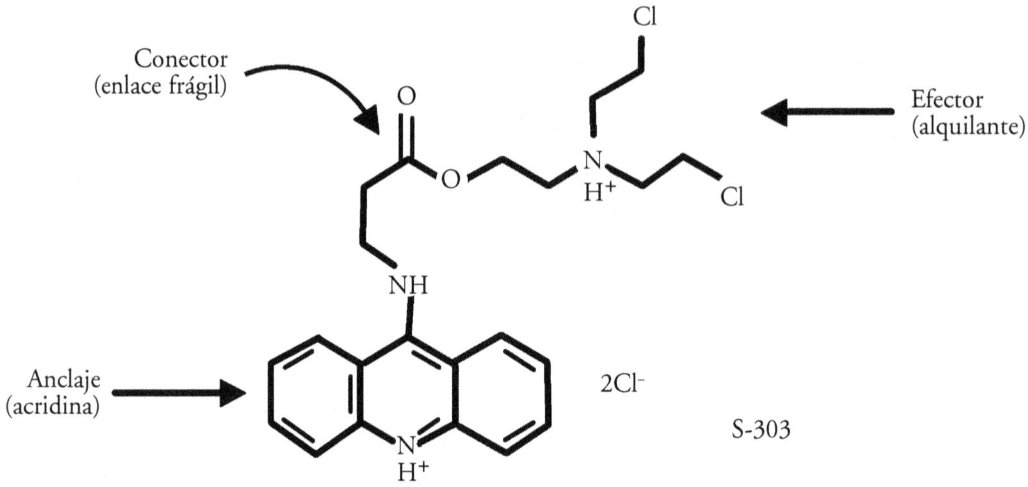

Figura 6. Estructura química del S-303.

Los compuestos FRALE, entre los cuales está el S-303, tienen tres componentes: una parte de la molécula que actúa de anclaje (la acridina), un conector frágil (fácilmente hidrolizable) y un grupo efector que es un alquilante, estructuralmente relacionado con el antineoplásico mecloretamina.

La acridina actúa de agente «intercalador» entre los AN, mediante una unión reversible, es decir, prepara al AN (ADN y ARN) y se ancla a él, y lo deja, así, en disposición de reaccionar con el efector (grupo funcional de la mostaza). Éste tiene propiedades alquilantes y es capaz de formar entrecruzamientos estables, lo cual inactiva los organismos, ya que impide la replicación de sus genomas. El efector es muy reactivo y tiene una vida media en sangre muy corta, de unos 25 minutos. El conector une el efector (agente alquilante) al anclaje (acridina) mediante un enlace frágil, un grupo éster, que es fácilmente hidrolizado a pH fisiológico, lo cual genera una carga negativa. Finalmente, la acridina pierde su afinidad por los AN y se desprende de ellos.[24,25]

Los compuestos FRALE llevan a cabo su actividad independientemente de la luz. La reacción está mediada por un cambio de pH, que tiene lugar cuando el S-303 se añade a los hematíes (véase la figura 7). El pH ambiental bajo de los hematíes almacenados vira a pH neutro, lo que ocasiona la hidrólisis del compuesto y la formación de uno de los productos de degradación, el S-300, que es metabolizado y excretado rápidamente.[26] El S-303 puede potencialmente reaccionar con otras moléculas «dadoras de electrones» o nucleófilas presentes en una unidad de CH, tales como el agua, los fosfatos y las proteínas. Para minimizar este hecho, el tratamiento incluye glutatión (GSH), que actúa como agente amortiguador o supresor inhibiendo la reacción del S-303 con la superficie de los hematíes y con las proteínas del plasma. El GSH y el S-303 se añaden

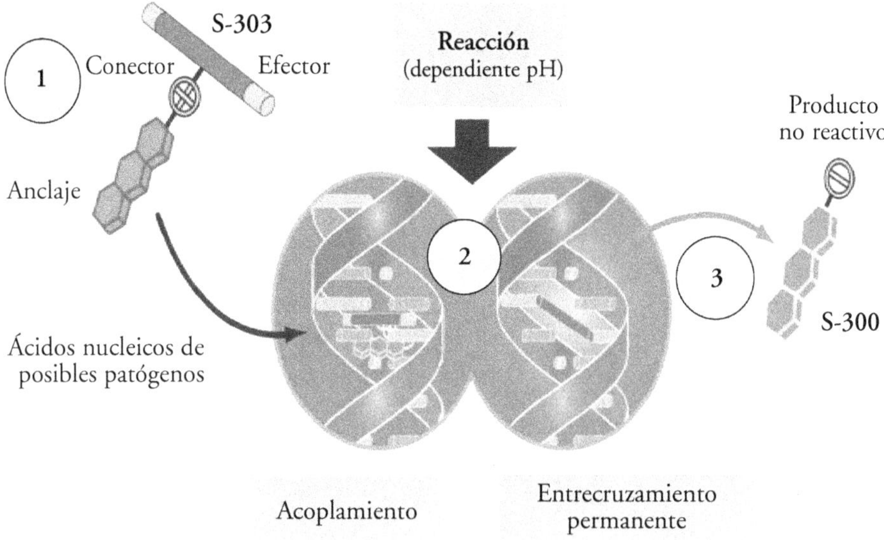

Figura 7. Mecanismo de acción del S-303.

juntos y la concentración final resultante es 2 mM y 0,2 mM, respectivamente. El glutatión es una sustancia natural que se halla presente en la mayoría de los tejidos; su función fisiológica fundamental es proteger a las células del estrés oxidativo y químico del entorno.

3.2   *Proceso del tratamiento con el S-303*

Para desarrollar el proceso se requiere que el CH en solución aditiva esté leucodeplecionado. El compuesto, que contiene 30 mg de S-303•2HCl y 184 mg de glutatión en una solución de monohidrato de dextrosa al 8 %, se añade al CH y la mezcla es incubada durante 12 horas a temperatura ambiente (19-25 ºC). Tras esto, el CH tratado se transfiere a una de las bolsas que contiene el CAD (*compound adsorption device*) y se mantiene ocho horas en agitación a temperatura ambiente, con el fin de que el dispositivo adsorbente atrape la mayoría del S-303 y del S-300 residuales. A continuación, el CH será refrigerado en las condiciones de almacenamiento establecidas.[27] La adición del compuesto y los trasvases a lo largo del tratamiento se hacen en un equipo de bolsas interconectadas de forma estéril (véase la figura 8).

El tratamiento se ha modificado recientemente con el fin de reducir la unión del S-303 a la superficie del hematíe, de manera que el glutatión se incorpora a una concentración 10 veces superior (20 mM) y se añade al CH unos minutos antes que el S-303, continuando con la fase de incubación como ya se refirió.

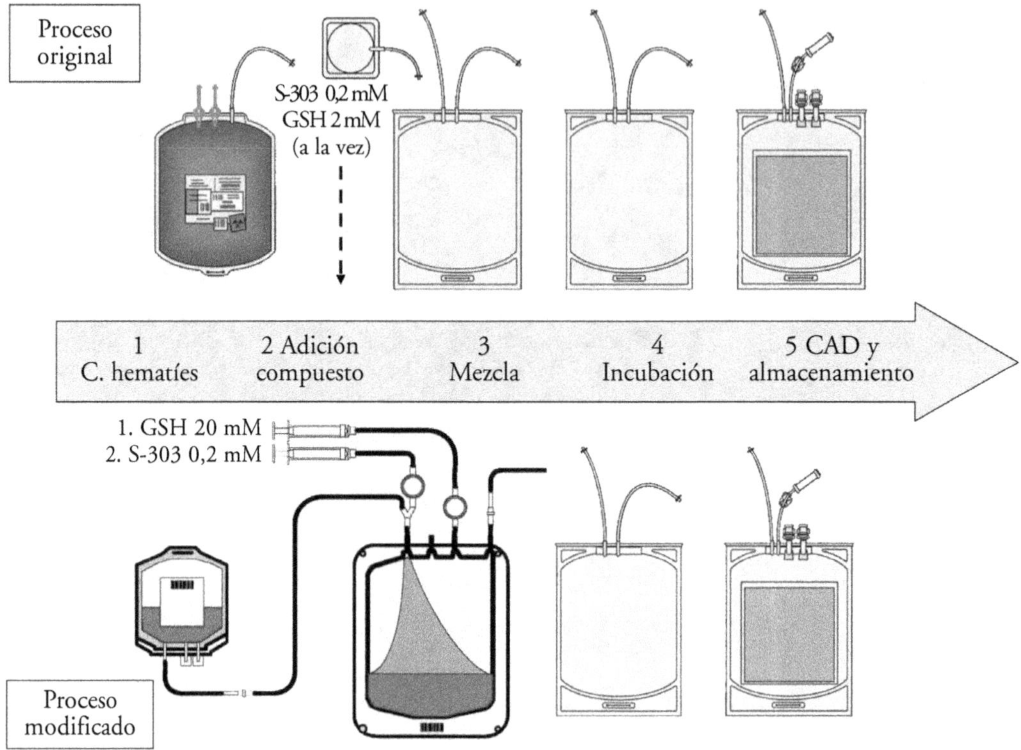

Figura 8. Secuencia del tratamiento con S-303 (original y modificado) en concentrado de hematíes.
GSH: glutatión.
CAD (coumpound adsorption device) : dispositivo de adsorción para eliminar los productos residuales.

3.3   Espectro de actividad del S-303 (FRALE)

Algunos estudios en fase preclínica han demostrado que el S-303 es capaz de inactivar altos títulos de virus y leucocitos presentes en hematíes.[28,29] La eficacia de inactivación sobre distintos virus se resume en la tabla 1, en la que se observa que el espectro de actuación sobre el virus y la eficacia son bastante similares a los descritos para el S-59 aplicado a las plaquetas y al plasma. Para el VSR (virus sincitial respiratorio) se ha descrito una reducción de 5,3 log, para el virus del simio 40 (modelo de virus sin envoltura ADN) es mayor de 6,7 log y para el herpes simple (modelo de CMV) la reducción supera 6 log.

El tratamiento también ha sido efectivo contra la mayoría de las bacterias gram-positivas y gram-negativas (véase la tabla 1), con más implicación en la transmisión por la transfusión.[30] Es preciso señalar que algunos parásitos y protozoos han sido testados con este tratamiento, siendo motivo de comunicaciones en las que se informa de una reducción media mayor de 6,8 log para el *Plasmodium falciparum*, de 5,3 log para el *Tripanosoma cruzi*, de 4,9 log para la *Babesia microti* y de 6 log para el WNV.[31]

Recientemente, se han llevado a cabo estudios experimentales en CH en solución aditiva con hematócrito de 50-65 % y volumen final de 280 ml, para demostrar que la modificación del tratamiento referida en el apartado anterior tiene capacidad de inactivar patógenos. Los virus y las bacterias considerados más significativos por su incidencia de transmisión por la transfusión fueron inoculados en las unidades. Cada estudio tenía al menos tres replicados, en los que se determinó pre y postratamiento la viabilidad del patógeno en las muestras de hematíes contaminados. Los datos obtenidos en relación con la reducción log de virus y de bacterias son similares a los datos observados previamente con el tratamiento inicial. Por este procedimiento se ha conseguido una inactivación mayor de 8 log para el adenovirus-5 (virus sin envoltura).

3.4　Perfil de seguridad del tratamiento con el S-303

3.4.1　Evaluación de la toxicidad en el receptor del componente tratado

Estudios preclínicos ponen de manifiesto que los CH tratados contienen niveles de S-303 por debajo del nivel de detección (0,8 ng/ml)[26] y su producto de degradación, el S-300, al estar cargado negativamente tiene poca afinidad por los AN. El S-300 puede ser sintetizado y ha sido administrado a animales en dosis elevadas para valorar el perfil de toxicidad. Los estudios de seguridad preclínica del tratamiento se establecieron basándose en las directrices reguladoras en este campo. Inicialmente, se llevó a cabo un estudio muy amplio en animales (perros y ratas), que contemplaba la administración de distintas dosis de hematíes tratados con S-303 para valorar toxicidad aguda, crónica, seguridad farmacológica y posibles efectos de genotoxicidad y carcinogenicidad. Los estudios de mutagenicidad se basaron en la prueba de Ames, que determina el potencial mutágeno de un fármaco o de una sustancia; básicamente, consiste en cultivar determinadas cepas de *Salmonella typhimurium* o *Escherichia coli* perfectamente tipificadas, en presencia de la sustancia que se desea ensayar, y comprobar si se producen mutaciones.

Los hematíes tratados no fueron genotóxicos en una prueba que explora la aberración cromosómica en linfocitos humanos. El bajo potencial de mutagenicidad en el componente tratado se corrobora, en parte, por la ausencia de carcinogenicidad en un estudio *in vivo* con ratones p53 transgénicos. En resumen, en la fase preclínica no se detectaron signos de toxicidad relevantes ni de otra índole.

La fase de experiencia clínica con el compuesto se distribuyó en varias partes: fase IA, en sujetos sanos, para ver la recuperación transfusional de pequeños volúmenes de hematíes autólogos tratados con S-303; fase IB, para comprobar si dosis repetidas desencadenaban una reacción inmune que destruyera los hematíes tratados; fase IC, para evaluar la recuperación, viabilidad y tolerabilidad de los hematíes transfundidos. Los resultados de las tres fases fueron satisfactorios,[34] los efectos adversos detectados no resultaron clínicamente significativos y no hubo evidencia de anticuerpos frente a los hematíes tratados.

Posteriormente, se inició un ensayo aleatorizado de fase III en dos situaciones clínicas: una que incluía casos de anemia aguda en pacientes sometidos a cirugía cardiovascular y otra con casos de anemia crónica, como pacientes con hemoglobinopatías (talasemia, drepanocitosis). En esta última situación, en el curso del ensayo se detectaron anticuerpos contra los hematíes tratados en 2 de 17 pacientes a título bajo (1/2 y 1/8), en concreto contra la acridina, sin evidencia de hemólisis. No obstante, ante este efecto se suspendieron los dos estudios de fase III. Los sueros de los pacientes en situación de anemia aguda se estudiaron al cabo de uno, dos y tres meses después de la transfusión, y se registraron esporádicas e inconsistentes positividades en la prueba directa de la antiglobulina. Eso evidencia que los hematíes tratados contienen bajas concentraciones de neoantígenos, que son reconocidos por el sistema inmunológico.[27] El significado de estos anticuerpos no está del todo aclarado, ya que estudiando el suero de pacientes que nunca habían recibido hematíes tratados con S-303 también se encontraron anticuerpos semejantes, lo que sugiere que los pacientes habían sido expuestos a estímulos ambientales o medicaciones con estructuras similares al S-303, causa de la reactividad cruzada. Más tarde se observó que estos anticuerpos no reaccionan con los hematíes a los que se aplicó el tratamiento modificado.[32]

La acridina forma parte de la molécula S-303 y los anticuerpos antiacridina aparecen unidos a la superficie del hematíe. Esto ha inducido a investigar cómo modificar el proceso de tratamiento inicial, para reducir el grado de unión del S-303 a la superficie del hematíe y eliminar la inmunorreactividad. Este objetivo parece haberse conseguido, ya que la modificación introducida de aumentar la concentración de glutatión e infundirlo previamente a la incorporación del S-303, ha logrado reducir una media de 50 veces el nivel de unión del S-303 a la superficie del hematíe con respecto al tratamiento original (determinado por citometría de flujo). Atendiendo a los primeros datos, el cambio propuesto parece ser suficiente para eliminar la positividad en prueba cruzada que se obtuvo con el proceso original.[33]

Actualmente, se halla en marcha un estudio de fase I con el tratamiento modificado; en él los hematíes serán lavados antes de ser transfundidos con el fin de eliminar la mayoría del S-303 extracelular residual. Como se comentó anteriormente, el espectro de acción sobre los virus y las bacterias se mantiene, y en relación con el resto de efectos no hay cambios, pues la dosis de S-303 es la misma. El incremento del GSH en diez veces no parece que vaya a plantear problemas, ya que es una sustancia natural que se encuentra en la mayoría de los tejidos humanos y ya se ha utilizado en concentraciones mayores de las propuestas en otros estudios con patología variada, como la diabetes tipo 2, la cirrosis alcohólica, la crisis hemolítica en el déficit enzimático de glucosa 6 fosfato deshidrogenasa, etc. La eliminación del GSH en el ser humano es muy rápida y muestra una vida media de entre 2,4 y 7 minutos.

A pesar del motivo que condicionó la supresión temporal de los estudios de fase III, conviene recordar que los ensayos previos –fase IC– informaron de una viabilidad adecuada de los hematíes tratados con este compuesto después de estar almacenados 35 días.[34] En relación con la modificación del tratamiento, deberían centrarse los esfuerzos en averiguar si el grado de inmunización será aceptable (subclínico) o si tendrá repercusión clínica; en este sentido, cabe recordar que en medicina transfusional se sabe y se acepta la existencia de aloinmunizaciones a los hematíes como consecuencia de la transfusión y hay establecidos protocolos para manejar estas situaciones.[26]

3.4.2　*Evaluación de toxicidad o de alteraciones en el componente tratado*

Se han llevado a cabo diversos estudios *in vitro* para valorar las propiedades de los hematíes tratados después de 42 días de almacenamiento. Fueron medidos distintos parámetros como porcentaje de hemólisis, potasio extracelular, niveles de glucosa, ATP y 2,3 DPG o producción de lactato, y los resultados fueron similares a los observados en los hematíes control. La función de los hematíes *in vivo* también parece ser normal, ya que los estudios de supervivencia y recuperación con hematíes marcados superan el 75 % a las 24 horas de la transfusión (umbral aceptado como óptimo para la viabilidad de los CH almacenados).

4　Conclusiones

Los tratamientos con psoralenos o con FRALE constituyen dos métodos para la reducción de patógenos que se enmarcan dentro de la tecnología Helinx™ (véase la tabla 2). Ambos dirigen su acción a los AN, lo que los hace útiles para el tratamiento de plaquetas/plasma y hematíes, respectivamente.[6] En general, exhiben una alta capacidad reductora de la carga viral para un amplio espectro de virus, si bien existen algunas limitaciones con respecto a los virus sin envoltura; con éstos, las pruebas efectuadas *in vitro* expresan un nivel de inactivación que no siempre es tan alto como la carga viral que puede estar presente en algunos donantes.

La efectividad para inactivar las bacterias que con más frecuencia contaminan los CS parece ser alta. No obstante, hay otros organismos que causan enfermedades transmisibles por la transfusión para los que no son tan asequibles los métodos de RP, bien sea por el mecanismo de actuación o por la propia biología del organismo; los parásitos son un ejemplo de ello, ya que tienen un ciclo vital muy complejo, que los hace difíciles de abordar por los agentes inactivadores.[2] En el caso de las formas esporuladas bacterianas, sería interesante conocer qué bacterias tienen capacidad para formar esporas en las condiciones de almacenamiento de los CS, pues sólo esta situación sería problemática. Otro aspecto en el escenario de la RP es que los métodos hasta ahora analizados no afectan a

	Plaquetas	**Plasma**	**Hematíes**
Obtención (con solución aditiva, SA)	C. de plaquetas (con InterSol)	Plasma	C. de hematíes (con SA)
Adición del compuesto	Amotosaleno	Amotosaleno	S-303
Activación	Iluminación UVA	Iluminación UVA	Cambio de pH
Reducción (del componente residual)	Sí	Sí	Sí
Almacenamiento (condiciones)	habitual (a 20-24ºC, 5-7 días)	habitual (a -30ºC, más 1 año)	habitual (a 2-6ºC, 35 días)

Tabla 2. Pasos del proceso de tratamiento con INTERCEPT blood system TM en los componentes sanguíneos.

los priones, y basándose en los conocimientos actuales sobre la biología de los mismos parece improbable que lo hagan en un futuro inmediato.

La potencial toxicidad a largo plazo sólo será posible conocerla con estudios de fase IV, es decir, mediante análisis en las condiciones rutinarias de aplicación después de la comercialización del método. Ese procedimiento permitirá una valoración a gran escala en la que estén representados todos los grupos de pacientes subsidiarios de transfusión.[6,20]

El tratamiento de los hematíes precisa más estudios clínicos. Un factor importante es su largo período de almacenamiento en las condiciones habituales de banco de sangre, circunstancia de la que probablemente se derivan implicaciones que no afectan a otros componentes.

En definitiva, la valoración final en cuanto a seguridad y eficacia de los métodos de RP no podrá ser cuantificada de manera significativa hasta varios años después de la implantación de éstos. Los estudios y ensayos clínicos que investigan la toxicidad a veces son insensibles para predecir efectos indeseables infrecuentes.[35]

Un conocimiento más profundo desde el punto de vista químico, cinético y de estructura molecular de los compuestos utilizados en los procesos de RP facilitará que se puedan ajustar algunos aspectos como dosis, tiempo de aplicación, adición o supresión de alguna molécula, con el fin de alcanzar la máxima efectividad y la mínima toxicidad que sea posible. Recuérdese que la instauración de nuevos tratamientos suele generar objeciones de diversa índole y el avance requiere pasos que den respuesta a las dificultades y controversias, siempre cumpliendo parámetros de máxima seguridad.

BIBLIOGRAFÍA

1. Goodnough LT, Shander A, Brecher ME. Transfusion Medicine: looking to the future. Lancet 2003; 361: 161-69.

2. Allain JP, Bianco C, Blajchman MA *et al*. Protecting the blood supply from emerging pathogens: The role of pathogen inactivation. Transfus Med Rev 2005; 19: 110-26.

3. Wainwright M. Pathogen inactivation in blood products. Curr Med Chem 2002; 9: 127-43.

4. Cimino GD, Gamper HB, Isaacs ST *et al*. Psoralens as photoactive probes of nucleic acid structure and function: Organic chemistry, photochemistry and biochemistry. An Rev Biochem 1985; 54: 1151-193.

5. Ciaravino V, McCullough T, Cimino G *et al*. Preclinical safety profile of plasma prepared using the INTERCEPT blood system. Vox Sang 2003; 85: 171-82.

6. Wu YY, Sneyder EL. Safety of the blood supply: role of pathogen reduction. Blood Rev 2003; 17: 111-22.

7. Wollowitz S. Targeting DNA and RNA in pathogens: mode of action of amotosalen HCl. Transfus Med Hemother 2004; 31: 11-6.

8. Pelletier JPR, Transue S, Snyder EL. Pathogen inactivation techniques. Best Pract Res Clin Haematol 2006; 19: 205-42.

9. Zhen WP, Buchardt O, Nielsen H *et al*. Site specificity of psoralen-DNA interstrand cross-linking determined by nuclease Bal31 digestion. Biochemistry 1986; 25: 6598-603.

10. Bachelleri JP, Thompson JF, Wegnez MR *et al*. Identification of the modified nucleotides produced by covalent photoaddition of hydroxymethyltrimethylpsoralen to RNA. Nucleic Acids Res 1981; 9: 2207-222.

11. Alfonso R, Lin C, Dupuis K *et al*. Inactivation of virues with preservation of coagulation function in fesh frozen plasma. Blood 1996; 88: 526a.

12. Wollowitz S. Fundamentals of the psoralen-based Helinx technology for inactivation of infectious pathogens and leukocytes in platelets and plasma. Semin Hematol 2001; 38: 4-11.

13. Sawyer L, Hanson D, Castro D *et al*. Inactivation of parvovirus B19 in human platelet concentrates by treatment with amotosalen and ultraviolet A illumination. Transfusion 2007; 47: 1062-070.

14. Lin L, Dikeman R, Molini B *et al*. Photochemical treatment of platelet concentrates with amotosalen and long-wavelength ultraviolet light inactivates a broad spectrum of pathogenic bacteria. Transfusion 2004; 44: 1496-504.

15. Singh Y, Sawyer L, Pinkoski L *et al*. Photochemical treatment of plasma with amotosalen and long-wavelength ultraviolet light inactivates pathogens while retaining coagulation function. Transfusion 2006; 46: 1168-177.

16. Eastman R, Barrett LK, Dupuis K *et al*. *Leishmania* inactivation in human pheresis platelets by a psoralen (amotosalen HCl)

and long-wavelength ultraviolet irradiation. Transfusion 2005; 45: 1459-463.

17. Ciaravino V, McCullough T, Cimino G. The role of toxicology assesment in transfusion medicine. Transfusion 2003; 43: 1481-492.

18. Ciaravino V. Preclinical safety of a nucleic acid-targeted Helinx™ compound: a clinical perspective. Semin Hematol 2001; 38: 12-9.

19. Ciaravino V, Sullivan T, McCullough T. INTERCEPT-treated platelets and plasma are not carcinogenic in a sensitive transgenic p53 mouse model. Vox Sang 2002; 83: 110.

20. Epstein JS, Vostal JG. FDA approach to evaluation of pathogen reduction technology. Transfusion 2003; 43: 1347-350.

21. Lin L, Conlan MG, Tessman J *et al.* Amotosalen interactions with platelets and plasma components: absence of neoantigen formation after photochemical treatment. Transfusion 2005; 45: 1610-620.

22. Vemeij J, Mayaudon V, Corash L *et al.* In vitro platelet function of S-59 photochemically treated platelet concentrates. Transfusion 1997; 37: S56.

23. Bruchmüller I, Janetzko K, Bugert P *et al.* Polymerase chain reaction inhibition assay documenting the amotosalen-based photochemical pathogen inactivation process of platelet concentrates. Transfusion 2005; 45: 1464-472.

24. Bryant BJ, Klein HG. Pathogen inactivation: The definitive safeguard for the blood supply. Arch Pathol Lab Med 2007; 131: 719-33.

25. McCullough J. Progress toward a pathogen-free blood supply. Clin Infec Dis 2003; 37: 88-95.

26. Benjamin RJ. Red blood cell pathogen reduction: in search of serological agnosticism. ISBT Sciences Series 2006; 1: 222-26.

27. Benjamin RJ, McCullough J, Mintz PD *et al.* Therapeutic efficacy and safety of red blood cells treated with a chemical process (S-303) for pathogen inactivation: a phase III clinical trial in cardiac surgery patients. Transfusion 2005; 45: 1739-749.

28. Cook D, Stassinopoulos A, Merritt J *et al.* Inactivation of pathogens in packed red blood cell (PRBC) concentrates using S-303 [abstract]. Blood 1997; 90: 409a.

29. Hanson D, Propst M, Dupuis K *et al.* High titer leukocyte inactivation in INTERCEPT red blood cells (RBC). Transfus Clin Biol 2001; 8: 45S.

30. Stassinopoulos A, Mababangloob RS, Dupuis K. Bacterial inactivation leukoreduced PRBC treated with Helinx®. Transfusion 2000; 40: 38S.

31. Dupuis K, Bernard K, Jones S *et al.* Helinx® technology inactivates pathogens of emerging importance in red blood cell concentrates. Blood 2003; 102; ASH abstract [3020].

32. Conlan MG, Garraty G, Castro G *et al.* Antibodies to S-303 treated red blood cells prepared with the original treatment process for pathogen inactivation do not react with red blood cells prepared with modified S-303 treatment process. Blood 2005; 106: 130a.

33. Stassinopoulos A, Schott MA, Castro GM *et al.* Elimination of immunoreactivity of red cells treated with a modified S-303 pathogen inactivation process. Blood 2004; 104: 738a.

34. Rios JA, Hambleton J, Viele M *et al.* Viability of red cells prepared with S-303 pathogen inactivation treatment. Transfusion 2006; 46: 1778-786.

35. Dodd RY. Pathogen inactivation: mechanisms of action and in vitro efficacy of various agents. Vox Sang 2002; 83,: 267-70.

Capítulo 3

Evaluación económica de la tecnología para la reducción de patógenos aplicada a componentes plaquetarios

Roberto García de Villaescusa,[1] Maria Luisa Ruiz Ayala,[1] Ana Polo Escriche[1], Mariola Pinillos García,[2] Fernando Antoñanzas Villar[2]

[1] Centro de transfusión de La Rioja
Logroño

[2] Departamento de Economía y Empresa
Universidad de La Rioja
Logroño

Dirección para correspondencia
Centro de Transfusión de La Rioja
Dr. Roberto García de Villaescusa
Piqueras, 98
26006 Logroño
La Rioja
rgvillaescusa@riojasalud.es

1   Introducción

Los costes asociados al cuidado de la salud se han incrementado notablemente en los últimos años, y se prevé que dicha tendencia se mantenga y continúe creciendo, por lo menos, a corto-medio plazo. Tales incrementos se deben en gran parte a la irrupción de las nuevas tecnologías diagnósticas y terapéuticas.

Las transfusiones sanguíneas constituyen un ejemplo más de esa tendencia. La seguridad de las mismas supone una de las principales inquietudes actuales de los responsables de la política sanitaria de los diferentes estados de la Unión Europea, en especial, al hacer frente al riesgo de contraer patógenos infecciosos transmisibles a través de la sangre, como los virus de la inmunodeficiencia humana, de la hepatitis C y B y el linfotropo de linfocitos T humanos. Por ello, en los últimos años se han introducido una serie de medidas encaminadas a reducir o eliminar el riesgo de transmisión de dichas enfermedades. Recientemente, la inactivación de patógenos aplicable a las plaquetas se ha añadido a la lista de estrategias para aumentar la seguridad de la transfusión. En efecto, el tratamiento fotoquímico (TFQ) basado en amotosaleno y luz ultravioleta (INTERCEPT® Blood Systems, Cerus, Concord, California, EE.UU.) inactiva una amplia variedad de virus, bacterias y parásitos.

Dado que muchas tecnologías han aportado una mejora marginal escasa en términos de calidad o seguridad, o incluso no evidenciada, y teniendo en cuenta que los recursos económicos son limitados, resulta aconsejable establecer estudios del impacto económico así como de sus beneficios potenciales, su eficacia y eficiencia, antes de la toma de decisiones de las autoridades sanitarias; si bien, habitualmente, dichas decisiones se adoptan sin considerar su coste ni su efectividad.

Los análisis de coste-efectividad y otros métodos de análisis económicos han resultado herramientas útiles para analizar los costes de las intervenciones en el campo de la salud y aportan evidencias para la utilización eficiente de unos recursos limitados.

Pese a que el empleo del TFQ basado en amotosaleno y luz ultravioleta para plaquetas puede mejorar la seguridad general de las transfusiones de plaquetas, las ventajas de este sistema implican un coste adicional. Los análisis de coste-efectividad, que evalúan los cambios netos de los costes y los resultados de las intervenciones médicas, se han convertido en un método aceptado para comparar las intervenciones médicas y guiar las decisiones relativas al empleo más eficiente de los recursos sanitarios.[1]

Se dispone todavía de pocos estudios de evaluación económica de la inactivación de patógenos. La mayoría coinciden en que a pesar de que su coste-efectividad resulta elevado, es muy sensible a la mortalidad por contaminación bacteriana y es semejante al generado por otras intervenciones en seguridad transfusional.[2-6]

La necesidad de conciliar unos recursos limitados con una demanda de seguridad transfusional cada vez mayor, ha hecho que el concepto de eficiencia haya empezado a utilizarse en el establecimiento de prioridades por parte de gestores y políticos sanitarios. Para poder decidir si se deben adoptar nuevas estrategias terapéuticas, como el TFQ para plaquetas, los responsables de la política sanitaria deben sopesar los intereses opuestos de la seguridad pública y el uso eficiente de los recursos sanitarios.

Con tal fin, llevamos a cabo una revisión del estado de la ciencia en relación con los análisis económicos publicados de inactivación de patógenos en componentes plaquetarios. La revisión que presentamos intenta resumir los análisis económicos elaborados hasta la fecha sobre la inactivación de patógenos en componentes sanguíneos celulares y, en concreto, sobre la eliminación o reducción del riesgo de transmisión de agentes infecciosos en las plaquetas con el TFQ con amotosaleno y luz ultravioleta y las posibles limitaciones de dichos estudios.

2   Estudios económicos relacionados con las medidas de seguridad en transfusión sanguínea

A continuación, se revisan algunos de los estudios económicos referentes a las medidas de seguridad, entendidas como de prevención, aplicadas en los bancos de sangre para gestionar las transfusiones. Esta revisión tiene por finalidad describir las diferentes formas de análisis económico, resaltar algunas de las dificultades encontradas por los autores al estudiar la eficiencia de la tecnología de inactivación de patógenos en las plaquetas, y presentar algunos ejemplos de cómo se han elaborado los estudios.

En primer lugar, cabe mencionar que los estudios económicos, potencialmente aplicables a estas cuestiones de seguridad en las transfusiones, pueden ser de tres clases:

a)   los que miden la eficiencia de las diferentes tecnologías aplicadas,
b)   los que se dirigen a calcular los costes soportados (la repercusión presupuestaria) por los bancos de sangre al aplicar diferentes técnicas,
c)   o bien los que calculan los costes de tratar algunas de las enfermedades relacionadas con la contaminación de los hemoderivados.

Los primeros suelen expresar sus resultados en términos de coste por año de vida ganado (ajustado o no por su calidad) y sirven para orientar las decisiones del sistema sanitario hacia el empleo de las tecnologías sanitarias más eficientes. Los segundos y terceros, en cambio, pueden presentarlos en cifras absolutas, en las unidades monetarias del país de referencia, o relativos a una unidad de gestión, por ejemplo, al número de donaciones o de transfusiones. Estos últimos estudios ayudan a conocer los costes derivados del empleo de las tecnologías o de los tratamientos de las enfermedades, respectivamente y con independencia de los resultados alcanzados en términos de salud obtenida para los pacientes.

Por otra parte, los estudios de eficiencia plantean el análisis de la aplicación de una tecnología respecto de otra (esto es, en términos comparativos), mientras que los estudios de repercusión en el presupuesto o de costes de tratar la enfermedad no necesariamente efectúan esta comparación.

Seguidamente, se tratarán las cuestiones referentes a los estudios de eficiencia, por considerar que la información lograda con estos análisis es útil para adoptar decisiones referentes a la introducción de nuevas tecnologías en los sistemas sanitarios.

3   Elementos de los estudios de eficiencia

Un análisis de la eficiencia aplicado a una tecnología sanitaria concreta debe seguir unos pasos determinados, definidos en los manuales y en las guías metodológicas desarrolladas con este fin. Su objetivo es encontrar una cifra, el cociente coste-efectividad, que compare la eficiencia de tal tecnología con otra opción alternativa. En las tecnologías aplicadas en los bancos de sangre para asegurar la inocuidad de las transfusiones, suele emplearse como opción comparativa la tecnología preventiva ya usada con anterioridad a la nueva, objeto de la evaluación. Es decir, se acostumbra a evaluar en forma de cascada o secuencia, de manera que cada vez se espera que las reducciones de riesgos sean menores (o sea, los efectos sobre la salud serán menores porque las mayores reducciones se consiguieron con las primeras medidas adoptadas), mientras que los costes totales de lograr una mayor seguridad tenderán a crecer, pues se añaden unas medidas profilácticas a las otras, sin eliminar las anteriores.

Los estudios deben establecer la perspectiva desde la que se acomete la investigación, ya que puede restringirse al banco de sangre, al sistema sanitario en su conjunto o bien a la sociedad. La elección de la perspectiva no es neutral, pues conllevará la inclusión de algunas partidas de efectos sobre la salud y de costes diferentes en cada caso.

Además, los estudios tienen que identificar, medir en unidades físicas y valorar en unidades monetarias los efectos sobre los recursos sanitarios involucrados en la aplicación de la tecnología evaluada. Hay que destacar la gran variabilidad existente en los valores imputados a los componentes sanguíneos, ya que su coste real es complicado de calcular, por lo que se suele optar por emplear los precios públicos disponibles (que se fijan según diferentes criterios). Algo similar ocurre en lo referente a los efectos sobre la salud, qué enfermedades se consideran prevenidas por la profilaxis, en qué proporción lo son vinculadas con las tecnologías referidas a las plaquetas y en cuál a los otros componentes sanguíneos frecuentemente transfundidos durante el mismo período al receptor, etc. Estos efectos deben medirse e incluso valorarse en unidades monetarias para calcular el cociente coste-efectividad neto de los ahorros conseguidos al evitar las enfermedades prevenidas por la mayor seguridad alcanzada.

Las evaluaciones económicas tienen que considerar un horizonte temporal adecuado con los propósitos de la tecnología evaluada, y, de nuevo, esto supone tomar decisiones importantes acerca de cuál es la supervivencia esperada de los receptores con la reducción del riesgo lograda y sin ella. Dado que algunas de las infecciones evitadas son de reciente cuño (hepatitis C, VIH, por ejemplo), no se dispone de los datos precisos para incorporarlos a la evaluación, por lo que el analista debe optar por unos valores inciertos. Vinculado con lo anterior, las evaluaciones requieren descontar o actualizar los valores al momento presente, y como el horizonte temporal puede ser largo —más de 30 años–, la elección del valor de la tasa de descuento, así como la de su aplicación a los costes y a los efectos sobre la salud, son también decisiones de importantes consecuencias para los resultados finales.

4   La aplicación de los métodos de cálculo de la eficiencia a las tecnologías de inactivación de patógenos en los componentes sanguíneos

Durante la elaboración del presente capítulo se ha revisado la literatura referente a la eficiencia de la inactivación de patógenos en plaquetas mediante TFQ con amotosaleno y luz ultravioleta. Sus resultados en términos numéricos se resumen más adelante; no obstante, los diferentes estudios han tenido que enfrentarse con los problemas señalados, por lo que los resultados alcanzados están sujetos a importantes variaciones dependiendo de los criterios adoptados por los analistas.

Los citados estudios cuentan con varios elementos comunes que vale la pena destacar:

1. La comparación entre las tecnologías suele ser con el sistema de profilaxis en la donación y con las otras posibilidades estándar de tratamiento de las plaquetas de más reciente introducción en los bancos de sangre (plaquetas de aféresis y plaquetas recuperadas).
2. La necesidad de restringir las ventajas del nuevo sistema de inactivación de las plaquetas a un grupo reducido de enfermedades prevenidas (sepsis bacteriana, hepatitis B y C, síndrome de inmunodeficiencia adquirida (SIDA), virus linfotrópicos de linfocitos T humanos).
3. La agrupación de los pacientes como potenciales receptores de las plaquetas en varias categorías según el sexo, la edad, la supervivencia, etc.
4. El establecimiento de un horizonte temporal dilatado, generalmente, la esperanza de vida en el país de referencia.
5. La construcción de un modelo del curso natural de las enfermedades prevenidas, habitualmente un modelo de Markov.
6. La elección de diferentes tasas para los riesgos de transmisión de los patógenos y de desarrollo de cada enfermedad relacionada con éstos, ante el desconocimiento de los parámetros exactos.

7. Los elevados valores de los cocientes coste-efectividad o coste-utilidad encontrados (superiores al millón de euros por año de vida ganado) en comparación con los cocientes de otras intervenciones sanitarias o de las medidas preventivas –inferiores a los 30.000 euros por año de vida ganado.

8. La ausencia de modelos que consideren las infecciones causadas en una segunda fase, tras la transmisión primaria, en los bancos de sangre. Este hecho es de particular interés, ya que los modelos sólo consideran el efecto beneficioso de la prevención –esto es, la reducción de los riesgos de ser contagiado– en el individuo receptor de la transfusión, pero no en las terceras personas que ese individuo pudiese contagiar en el curso de su vida, y así sucesivamente (algo similar al efecto rebaño de la inmunización); por esta razón, parecen infravalorarse de los efectos positivos que sobre la salud pública tienen las medidas de inactivación de patógenos.

9. El reconocimiento explícito por algún autor de que las medidas profilácticas se adoptan en este ámbito con independencia de su coste o de su eficiencia; otros autores se circunscriben al ámbito de los bancos de sangre para apuntar que la inactivación de patógenos tiene una eficiencia similar a otras medidas aplicadas también en los bancos de sangre –por ejemplo, la amplificación de los ácidos nucleicos o la inactivación viral del plasma–, por lo que la inactivación de patógenos debería aplicarse de manera generalizada, lo cual significa asumir implícitamente una estanqueidad de las decisiones en el sistema sanitario, algo que no está del todo probado.

10. La semejanza de los métodos aplicados en los estudios referidos a los diferentes países, así como la presencia de algunos autores comunes en varios estudios; también cabe destacar que se han encontrado pocos estudios referentes a la inactivación de patógenos mediante TFQ con amotosaleno y luz ultravioleta.

11. El extendido empleo del análisis de sensibilidad encontrado en los diferentes artículos, ante el hecho de la incertidumbre en varios parámetros y variables (el riesgo de transfundir plaquetas contaminadas y de que el paciente se infecte, el desconocimiento de la supervivencia media tras contraer las infecciones, la existencia de múltiples valores aplicables para la tasa de descuento, las dudas acerca de su propia aplicación a los años de vida ganados y no sólo a los costes, las posibilidades de efectuar el análisis con la inclusión de los costes indirectos, la incertidumbre respecto de la necesidad de transfusiones adicionales, etc.).

5   Resultados de los estudios de eficiencia

Seguidamente, se presentan los resultados numéricos de los estudios revisados, a fin de disponer de un resumen de los valores por año de vida ganado mediante estas medidas profilácticas. Hay que tomar estos valores con cautela por lo complejo que es determinar con certeza los parámetros en que se basan y por los diferentes supuestos de trabajo empleados.

El artículo de Moeremans[6] calcula para Bélgica los costes del sistema de inactivación con TFQ con amotosaleno y luz ultravioleta frente a la situación alternativa sin dicha tecnología y mide los efectos sobre la salud en términos de años de vida ajustados por calidad, situándolos en un intervalo de entre 195.000 y 3.459.000 euros, según los diferentes supuestos de trabajo empleados. Sin embargo, el de Postma *et al,*[5] en Holanda, efectúa sus cálculos referidos a los años de vida sin ajustar por calidad y basándose en otros supuestos, por lo que el coste es de unos 554.000 euros por año de vida ganado. Los autores resaltan la necesidad de disponer de valores específicos de su ámbito geográfico para los riesgos de adquisición y de fallecimiento por sepsis tras la transfusión.

En Japón, Staginnus (2004)[4] estudió los costes de aplicación de la tecnología de inactivación de plaquetas y halló que el aumento en los costes de usar el TFQ con amotosaleno y luz ultravioleta era pequeño en términos comparativos, por lo que la eficiencia de este método sería similar a la de otros procedimientos como el de la prueba del ácido nucleico; de este modo, indicaba que sería deseable su implantación.

En EE.UU., Bell *et al* (2003)[3] emplearon los años ajustados por calidad comparando el procedimiento de TFQ con amotosaleno y luz ultravioleta más la aféresis plaquetaria y los concentrados de plaquetas de un conjunto de donantes aleatorios frente a estos últimos procedimientos sin TFQ. Los resultados indicaban que el coste por año de vida ajustado por calidad variaba entre 1,3 y 4,4 millones de dólares (sin pruebas bacterianas) y entre 4,7 y 22,9 millones de dólares (con pruebas bacterianas). De nuevo, las conclusiones de su artículo coincidían con las del estudio anterior en Japón.

En España, el estudio de Pereira (1999)[7] sobre la eficiencia de la inactivación del plasma fue uno de los primeros en calcular la eficiencia en medidas profilácticas en los bancos de sangre; demostró que aumentaba la supervivencia por paciente, ajustada por calidad de vida, en una hora y once minutos, lo cual significaba un coste por año de vida ajustado por calidad de unos 2,1 millones de dólares. Dicho autor señalaba que ese valor para el cociente coste-efectividad tan alto se debía al bajo riesgo de infecciones derivadas de las transfusiones, y a la avanzada edad y baja esperanza de vida de la mayoría de los receptores.

Para las plaquetas, el estudio de García de Villaescusa *et al* (2003)[2] analizó el empleo del TFQ con amotosaleno y luz ultravioleta respecto de plaquetas recuperadas, mostrando un coste por año de vida ganado ajustado por calidad de entre 386.000 y 1.178.000 euros; y cuando la comparación se hizo respecto al empleo de plaquetas de aféresis, dicho cociente ascendió a un intervalo de entre 1.082.000 y 2.805.000 euros.

De nuevo, se resaltó en el artículo la similitud de estos valores con los obtenidos por la aplicación de otras medidas profilácticas en seguridad transfusional. El resumen gráfico de los resultados de diversos análisis de coste-efectividad sobre las intervenciones en seguridad transfusional publicados previamente (véase la figura 1), indicó que la razón incremental de coste-efectividad (ICER) de las medidas de seguridad sanguínea y prevención de las enfermedades está dominada claramente por razones que superan los 100.000 euros por año de vida ajustado por la calidad (AVAC).

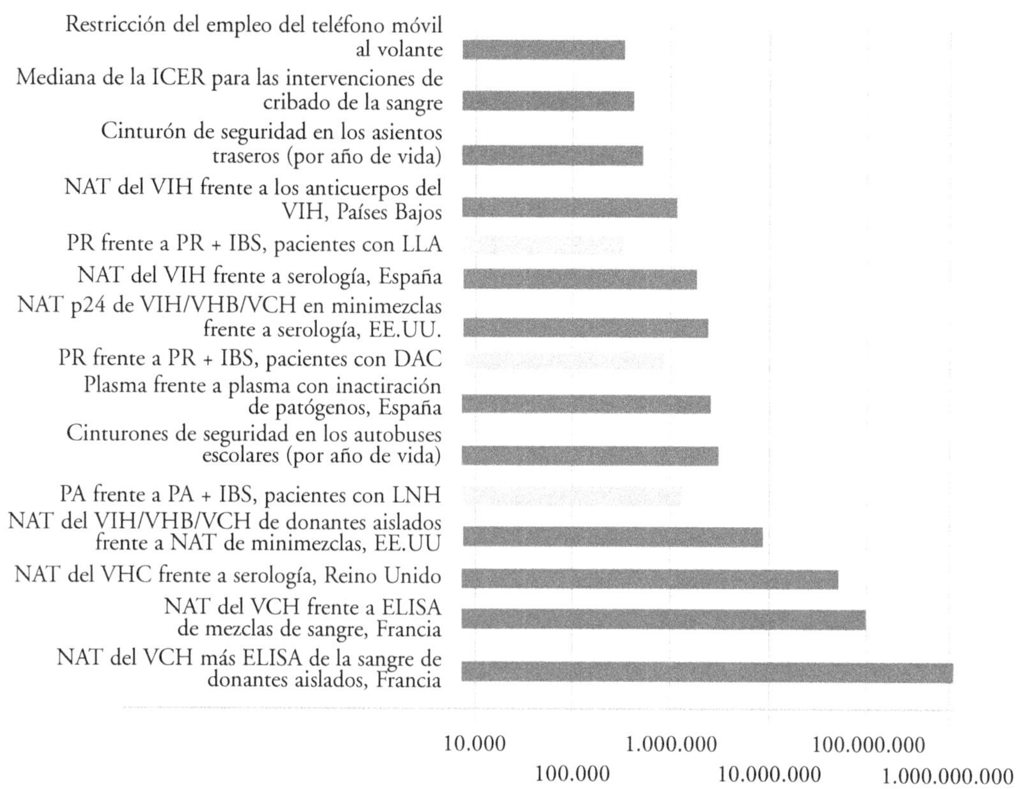

Figura 1. Ilustración de las ICER para las intervenciones de seguridad sanguínea y otras medidas para la prevención de enfermedades.[16]
AVAC, año de vida ajustado a la calidad; ICER, razón incremental de coste-efectividad; LLA, leucemia linfoblástica aguda; DAC, derivación aortocoronaria; HTLV, virus linfotrófico de linfocitos T humanos; LNH, linfoma no hodgkiniano; PA + IBS: plaquetas de aféresis tratadas con INTERCEPT Blood System para plaquetas; PR + IBS, plaquetas recuperadas tratadas con INTERCEPT Blood System para plaquetas; NAT, tecnología de ampliación de ácido nucleico.
Tomado de García de Villaescusa et al. Rev. Esp Econ Salud 2003; 2: 46-54.

El estudio de van Hulst (2002)[8] acerca de una revisión de los estudios de evaluación económica referidos a la seguridad de las transfusiones, concluyó resaltando que la introducción de medidas profilácticas en los bancos de sangre no venía guiada por la eficiencia sino por la disponibilidad de nuevas tecnologías junto con una voluntad de conseguir más seguridad; en este caso, podríamos decir, a cualquier coste.

A fin de contextualizar un poco las cifras anteriores, el trabajo de Moerer *et al* (2002)[9] –que consiste en un estudio de costes de la enfermedad– calculó los costes del tratamiento de la sepsis y los cifró entre 25.446 y 21.984 euros, dependiendo de si el paciente falleció o no durante el ingreso, respectivamente. Nótese que la sepsis es un episodio agudo, que ha podido ser originado por una transfusión. Por otra parte, la mortalidad hospitalaria de dicha enfermedad se estimó en un 42 %. En Suiza, Schmid *et al* (2004)[10] hallaron para la misma patología un coste de unos 30.000 euros para quienes sobrevivieron y de 25.000 para quienes fallecieron durante la hospitalización.

Como puede deducirse, las conclusiones de van Hulst siguen vigentes: la sociedad demanda más seguridad en este ámbito y está dispuesta a pagar por ello. No así en otras materias, como la seguridad vial, donde las medidas preventivas suelen ser peor aceptadas a pesar de su bajísimo coste por año de vida ganado. ¡Otro ejemplo más de las contradicciones del ser humano!

6   Resumen y conclusiones

Los resultados de este análisis indican que el coste-efectividad de la inactivación de patógenos mediante TFQ con amotosaleno y luz ultravioleta para plaquetas es semejante al de otras intervenciones para garantizar la seguridad sanguínea (por ejemplo, tecnologías de amplificación de ácidos nucleicos, tratamiento con solvente-detergente o inactivación del plasma). Los resultados de la revisión de los análisis de coste-efectividad quizás alienten a los centros de transfusión a considerar el uso del TFQ con amotosaleno y ultravioleta para plaquetas como garantía de seguridad de las transfusiones de plaquetas, si bien es cierto que los análisis de coste-efectividad no son el único parámetro en la toma de decisiones para introducir una nueva tecnología en seguridad transfusional.

Dado que los pacientes reclaman que la terapia transfusional sea siempre la más segura y efectiva sin tener en cuenta el actual ambiente de análisis de coste-efectividad, los profesionales de la medicina transfusional deben primero y principalmente defender su responsabilidad ante los pacientes proporcionándoles la terapia más segura y efectiva. Además, el aumento del riesgo debido a patógenos emergentes o migratorios (por ejemplo, el síndrome respiratorio agudo grave, el virus del Nilo occidental o el virus Ckikungunya, entre otros) podría incrementar la demanda pública acerca de la mejora de la seguridad de la transfusión sanguínea.

BIBLIOGRAFÍA

1. Drummond MF, O'Brien B, Stoddart GL *et al*. Methods for the Economic Evaluation of Health Care Programmes. 2nd Edition ed. New York, NY: Oxford University Press, 1997.

2. García de Villaescusa Collazo R, Barallobre J, Staginnus U. Costo-efectividad de las transfusiones de componentes plaquetarios preparados con tratamiento de inactivación de patógenos en España. Rev Esp Econ Salud 2003; 2: 46-54.

3. Bell CE, Botteman MF, Gao X, *et al*. Cost-effectiveness of transfusion of platelet components prepared with pathogen inactivation treatment in the United States. Clin Ther 2003 Sep; 25: 2464-486.

4. Staginnus U, Corash L. Economics of pathogen inactivation technology for platelet concentrates in Japan. Int. J. Hematol 2004 Nov, 80: 317-24.

5. Postma MJ, van Hulst M, De Wolf JT, *et al*. Cost-effectiveness of pathogen inactivation for platelet transfusion in the Netherlands. Transfus. Med 2005 Oct; 15: 379-87.

6. Moeremans K, Warie H, Annemans L. Assesment of the economic value of the INTERCEPT blood system in Belgium. Transf. Med 2006 Feb; 16: 17-30.

7. Pereira A. Cost-effectiveness of transfusing virus-inactivated plasma instead of standard plasma. Transfusion 1999; 29: 479-87.

8. van Hulst M, de Wolf JT, Staginnus U, *et al*. Pharmaco-economics of blood transfusion safety: review of the available evidence. Vox Sang 2002 Aug; 83: 146-55.

9. Moerer O, Schmid A, Hofmann M, *et al*. Direct costs of severe sepsis in three German intensive care units based on retrospective electronic patient record analysis of resource use. Intensive Care Medicine 2000; 28: 1440-446.

10. Schmid A, Pugin J, Chevrolet JC, *et al*. Burden of illness imposed by severe sepsis in Switzerland. Swiss Med Wkly 2004; 134: 97-102.

11. Yeh JM, Botteman M, Pashos CL, *et al*. Economics of Transfusion. Infus Ther Transfus Med 2002; 29: 218-25.

Capítulo 4

Tratamiento fotoquímico con amotosaleno y luz ultravioleta aplicado a los concentrados de plaquetas

Miguel Lozano Molero

Servicio de Hemoterapia y Hemostasia
Hospital Clínic i Provincial
Barcelona

Dirección para correspondencia
Hospital Clínic i Provincial
Dr. Miguel Lozano Molero
Servicio de Hemoterapia y Hemostasia
Villarroel, 170
08036 Barcelona
mlozano@clinic.ub.es

1 Introducción

Entre las complicaciones más temidas de la transfusión de concentrados de plaquetas (CP) se encuentra la sepsis bacteriana. Los últimos estudios publicados demuestran que uno de cada 2.000 CP de aféresis está contaminado por bacterias. Este riesgo se ha descrito con CP obtenidos mediante aféresis utilizando la técnica más sensible para identificar la presencia de bacterias: el cultivo microbiológico. Sin embargo, lo que resulta más destacable es que el cribado mediante cultivo bacteriano de todos los CP no abolió completamente las sepsis bacterianas. En un período de 26 meses se identificaron 20 episodios sépticos y, como consecuencia de éstos, hubo tres fallecidos (uno por cada 498.711 CP).[1] A la vista de ello, parece claro que los CP serían el componente sanguíneo que más se beneficiaría de la aplicación de una tecnología de inactivación de patógenos en el escenario actual.

En este capítulo, se describen los estudios llevados a cabo para investigar cómo afecta el tratamiento fotoquímico (TFQ) desarrollado por Cerus Corporation, que combina la adición de amotosaleno (150 µM) y la exposición a luz ultravioleta A (UVA, longitud de onda de 320 a 400 nm), a los CP (INTERCEPT® Blood System). Primero se revisan los estudios *in vitro* y, a continuación, los resultados obtenidos en los estudios clínicos donde se investigó, por una parte, el impacto sobre la recuperación y la supervivencia de las plaquetas tratadas y, por otra, el efecto sobre la capacidad hemostática de los mismos.

2 Pruebas *in vitro*

Diversos estudios ponen de manifiesto el impacto del TFQ en los parámetros del funcionalismo de las plaquetas *in vitro*. En los primeros estudios que se elaboraron sobre el TFQ se empleó un prototipo que combinaba el 8-metoxipsoraleno (8-MOP) con la iluminación con UVA. El 8-MOP es una furocumarina lineal que se utiliza habitualmente en el tratamiento de casos graves de psoriasis y de los linfomas cutáneos de células T del adulto. Sin embargo, dado que el 8-MOP no se fija de forma eficiente a los ácidos nucleicos, la inactivación de los virus en los CP necesitaba un tiempo de iluminación con UVA muy prolongado. Si bien para preservar el funcionalismo de las plaquetas la iluminación se llevaba a cabo en condiciones anaerobias, las alteraciones inducidas limitaban la conservación de los CP. Así, en los CP tratados se observaba una caída en el pH por debajo de los límites aceptables a los cuatro días de conservación, aunque el resto de los parámetros estudiados, tales como la morfología, el recuento y la liberación del enzima lactato deshidrogenada (LDH), eran similares a los observados en las unidades control.

La optimización del proceso con la síntesis de un psoraleno (amotosaleno o S-59), una alta solubilidad, permeabilidad celular, capacidad aumentada de intercalación y fotorreactividad con los ácidos nucleicos permitió acortar el tiempo de iluminación y eliminar la necesidad de trabajar en condiciones anaerobias.

Para investigar el efecto del TFQ optimizado, es decir, la adición de 150 µM de amotosaleno y la iluminación con UVA a dosis de 3 J/cm^2 a plaquetas resuspendidas en solución aditiva (PAS III, véase la tabla 1), los autores obtuvieron concentrados de plaquetas mediante aféresis. Posteriormente, mezclaron dos unidades de igual grupo ABO que volvieron a dividir en dos de inmediato. Una mitad fue sometida al TFQ y la otra sirvió como control; ambas se mantuvieron a 22 °C (± 2 °C) en agitación continua. Se obtuvieron muestras hasta los siete días de conservación para estudiar diferentes parámetros.[2]

Entre los parámetros estudiados se encontraban el recuento y los parámetros del metabolismo plaquetario como el pH, el PCO2, el PO2, el bicarbonato, el consumo de glucosa y la generación de lactato. La mayoría de los valores observados eran muy similares entre el CP control y el tratado con TFQ. Así, la glucosa mostró la caída habitualmente observada durante el almacenamiento y el aumento en el lactato también común en estos casos, aunque de menor medida debido a la existencia del acetato en la solución aditiva.[3]

Los mismos autores[2] también estudiaron parámetros-funciones de las plaquetas tales como la respuesta a la agregación, el grado de cambio de forma (GCF) y la respuesta al choque hipotónico (RCH). El GCF es un método fotométrico de evaluación del cambio de forma discoide normal de la plaqueta en respuesta al ADP que actúa como agonista, mientras que la RCH es una medida de los mecanismos reguladores de la disminución de volumen de la plaquetas, probablemente ligados a la función de los canales de K$^+$ y Cl$^-$. Se ha demostrado que ambos se correlacionan bien con la viabilidad *in vitro*.[4,5]

	Concentración (mmol/L)
NaCl	77,3
Sodio acetato	32,5
Tri sodio citrato	10,8
NaH_2PO_4	21,5
Na_2HPO_4	6,7
pH = 7,2	

Tabla 1. Composición de la solución aditiva utilizada para resuspender el concentrado de plaquetas previamente al tratamiento fotoquímico con amotosaleno y luz ultravioleta A (Intersol®, Baxter). El producto es resuspendido en una mezcla de plasma (35 %) y de solución aditiva (65 %).

Cuando se aplicaron estas pruebas a las plaquetas sometidas al TFQ y a aquellas mantenidas como control, los valores observados fueron similares en ambos.

La selectina P (CD62P) es una glucoproteína presente en la membrana de los gránulos alfa que resulta expuesta en la superficie cuando la plaqueta, tras ser activada, libera el contenido de los gránulos. Es, pues, un sensible indicador de desgranulación plaquetaria *in vitro* que puede ser medido con facilidad mediante la combinación de anticuerpos monoclonales convenientemente marcados con fluorocromos y la citofluorometría de flujo.[6] Cuando Lin *et al* investigaron el efecto del TFQ en la expresión de la selectina P en la superficie de las plaquetas, encontraron un significativo aumento, que tras siete días de almacenamiento alcanzó el 75 % ± 5 % (media ± desviación estándar; forma en la que se expresa en el resto del capítulo) en las plaquetas tratadas respecto a un 70 % ± 7 % en las de control. Una diferencia significativa a nivel estadístico, pero probablemente de escasa trascendencia clínica dado lo exiguo de la diferencia.[2]

También se ha investigado el efecto del TFQ en los CP obtenidos a partir de capas leucoplaquetarias *in vitro*. Con un cuidadoso diseño del estudio, van Rhenen *et al* mezclaron 20 capas leucoplaquetarias que después dividieron en cuatro bolsas diferentes, de donde se separaron de los CP mediante centrifugación. Posteriormente, investigaron distintas variables, el efecto de dos soluciones aditivas y, tras someterlos al TFQ, diferentes tiempos de incubación con el compuesto de adsorción que elimina el amotosaleno residual y los fotoproductos libres generados durante la iluminación.

Entre los parámetros estudiados se incluyeron el contenido plaquetario, los parámetros bioquímicos, la presencia de selectina P y la RCH. Se observó una reducción en el contenido plaquetario del 19 % cuando los CP se sometieron al máximo tiempo de incubación (16 horas) con el compuesto de adsorción y del 15 % cuando la incubación fue sólo de nueve horas. Por el contrario, en los CP mantenidos como control la reducción en el contenido plaquetario durante el almacenamiento era del 5 % (p < 0,05). Los autores sugieren que la mayor merma observada en el producto sometido a TFQ fue debida a las muestras obtenidas para los estudios y a los sucesivos cambios de bolsas realizados durante el TFQ del CP.[7]

Los estudios bioquímicos volvieron a mostrar la esperada disminución en la concentración de glucosa que fue significativamente mayor después de siete días de almacenamiento en los CP sometidos a TFQ que en aquellos mantenidos en solución aditiva de plaquetas estándar (PAS II; 3 mmo/L vs. 2 mmol/L). El incremento en la concentración de lactato fue también significativamente mayor en las unidades tratadas respecto a las de control (13,1 vs. 11,1 mmol/L). Sin embargo, el diseño del presente estudio permitía establecer que las diferencias observadas eran debidas al tipo de solución aditiva utilizada más que al TFQ, pues los CP mantenidos en PAS III (la solución empleada para el TFQ), pero sin tratamiento, mostraban valores similares a los de las unidades iluminadas con UVA.[7]

Picker *et al*[8] reprodujeron los hallazgos mencionados anteriormente en un diseño más sencillo donde se compararon los CP separados de mezclas de cinco capas leucoplaquetarias, 20 con TFQ y 18 mantenidos como control en solución PAS II. La merma de producto asociada al TFQ fue menor, alrededor del 6,5 %, y durante el almacenamiento se produjo una reducción en el contenido, relacionado, por un lado, con la obtención de muestras para el estudio y, por el otro, también con una reducción en el recuento. Así, los CP sometidos a TFQ mostraron, tras siete días de almacenamiento, un contenido plaquetario un 16 % menor respecto a los controles (2,1 vs 2,5 x 10^{11}). Asimismo, el TFQ se asoció a una mayor expresión de selectina P (83,9 % vs. 68,7 % de plaquetas positivas). En cuanto a los parámetros bioquímicos, tras siete días de almacenamiento, los productos tratados con TFQ mostraron un aumento significativo en el consumo de glucosa (76,1 vs. 11,3 mg/dL) y en la generación de lactato (17,6 vs. 13,1 mmol/L).

Otros estudios han investigado el efecto de aplicar el TFQ a CP obtenidos mediante aféresis en separadores como el Haemonetic MCS+[9] o el Fresenius COM.TEC.[10] En ambos, los cambios observados fueron similares a los descritos anteriormente, y de acuerdo con los autores, al final del período de almacenamiento, los CP cumplían los requisitos establecidos en la normativa europea.

En resumen, los diversos estudios *in vitro* del estado de las plaquetas sometidas al TFQ han mostrado en algunos parámetros diferencias significativas respecto al control. Sin embargo, esos parámetros se encontraban hasta el séptimo día de almacenamiento en valores aceptables que cumplían las especificaciones establecidas. Los estudios pusieron de manifiesto una merma en las plaquetas en el CP tratado con TFQ respecto al control que oscilaba alrededor del 10 % cuando se optimizaba el proceso.

3 Estudios en condiciones de flujo

Los experimentos de perfusión se han mostrado muy útiles para estudiar el funcionalismo de las plaquetas en condiciones que reproducen las existentes en los vasos sanguíneos cuando se produce una lesión endotelial.[11] Su aplicación al estudio de los CP, añadiendo las plaquetas de los CP a sangre previamente desleucocitada y desplaquetizada mediante filtración, ha permitido profundizar en la caracterización de los cambios sobrevenidos a las plaquetas durante la preparación y el almacenamiento.[12]

Para algunos, estos estudios suponen un paso intermedio entre los estudios *in vitro*, aplicados a definir el estado de la plaqueta, y los estudios *in vivo*, que son los que, en definitiva, establecen si un nuevo método de preparación de CP o una nueva tecnología da lugar a plaquetas viables. En efecto, los estudios de perfusión suponen una evaluación global de la capacidad funcional de las plaquetas en aspectos críticos para el mantenimiento de su función hemostática, la adhesión a la zona lesionada y la agregación.

Lozano *et al*[13] evaluaron el efecto del TFQ en CP obtenidos a partir de capas leucoplaquetarias y almacenadas hasta siete días. Para ello, mezclaron dos CP obtenidos a partir de capas leucoplaquetarias y leucorreducidos mediante filtración, del mismo grupo

ABO en solución aditiva (Intersol® con un 35 % de plasma) que inmediatamente fueron de nuevo divididos. Se sometió una mitad al TFQ y se mantuvo la otra como control; se almacenaron ambas a 22 °C (± 2 °C) en agitación continua hasta siete días. Se obtuvieron muestras para estudio los días uno (antes del tratamiento), cinco y siete de almacenamiento.

En este tipo de estudios, dado que se van extrayendo muestras de los CP, la única forma factible de valorar el impacto del TFQ en el contenido plaquetario del producto es mediante el seguimiento del recuento. En efecto, la idea es que en situación rutinaria, en la cual no se extrae volumen del producto, lo único que podría impactar negativamente el contenido plaquetario de los CP sería la destrucción plaquetaria, es decir, la caída en el recuento.

Los autores apreciaron que después del TFQ y de siete días de almacenamiento, el recuento plaquetario había caído un 10,2 % respecto al control (828 x 10^9/L de media vs 923 en el control). Cuando se estudió la capacidad adhesiva y los agregantes de las plaquetas a un coeficiente de cizalladura similar al valor pico existente en las arterias de mediano calibre (800 s^{-1}), se descubrió que tras cinco y siete días de almacenamiento la superficie cubierta por plaquetas era similar en ambos tipos de concentrados. De hecho, los autores publicaron que después de siete días de almacenamiento, había una tendencia hacia una mayor superficie cubierta por plaquetas en los CP con TFQ comparados con los controles (27,1 % vs 21,2 % en los controles).[13]

Curiosamente, el patrón de interacción de las plaquetas con el subendotelio obtenido era diferente al patrón usualmente observado en los estudios previos del mismo grupo de investigadores efectuados con CP conservados en plasma.[12,14] Al contrario que los CP conservados en 100 % plasma, cuando las plaquetas se resuspenden con solución aditiva con un 35 % de plasma, la interacción es fundamentalmente como adhesión (plaquetas en contacto o agregados de menos de 5 μm de altura), mientras que el trombo (agregados plaquetarios de más de 5 μm de altura) representa un porcentaje pequeño.[13]

Los autores sugieren que los cambios suelen deberse al exceso de citrato sódico presente en la solución aditiva, pues la adición de calcio a la sangre que había que perfundir fue suficiente para obtener un patrón de interacción plaqueta-subendotelio similar al observado cuando los CP se mantienen en un 100 % de plasma. Sin embargo, no se puede descartar que algún componente de la solución aditiva pudiera provocar en las plaquetas un efecto inhibidor sobre alguna función. De hecho, hay publicado un trabajo en el que tras mantener CP en dos tipos de soluciones aditivas diferentes con un 30-35 % de plasma, encontraron una disminución en la respuesta a la agregación inducida por ADP. Esta disminución de la respuesta sólo fue reversible en un 30 % cuando las plaquetas fueron incubadas con plasma a 37 °C durante 1 hora.[15]

En resumen, los estudios en condiciones de flujo muestran que las capacidades adhesivas y cohesivas de las plaquetas sometidas a un TFQ están bien preservadas hasta el séptimo día de almacenamiento, y no muestran diferencias respecto a las mantenidas como control.

4 Estudios con plaquetas marcadas *in vivo*

Como se ha afirmado anteriormente, realmente sólo las pruebas *in vivo* y los estudios en pacientes establecen la viabilidad de los nuevos métodos o cambios que se introducen en la preparación o conservación de los CP o de las nuevas tecnologías que se desarrollan para aplicar a los CP.

Aquí también habría dos niveles. En un primer nivel se encontrarían los estudios practicados con plaquetas marcadas en animales de experimentación en una primera fase o bien directamente en voluntarios sanos donde se intenta establecer cuál es la recuperación (% de las plaquetas transfundidas que pasan a la circulación) y la supervivencia (número de horas que las plaquetas transfundidas permanecen en la circulación) de las plaquetas sometidas al nuevo proceso o tratamiento. En un segundo nivel estarían los ensayos clínicos en los que un número suficiente de pacientes reciben de forma aleatoria bien el CP que se está estudiando o bien el CP que sirve como referencia. Evidentemente, sólo llegan a este nivel los procesos y métodos que en las pruebas previas han mostrado niveles aceptables.

Los primeros estudios que se efectuaron para comprobar *in vivo* el impacto que el TFQ tenía sobre la recuperación y supervivencia plaquetarias se llevaron a cabo en un modelo de macaco *rhesus*.[2] Para ello, se desarrolló un modelo experimental donde se fuera capaz de someter al pequeño volumen de plaquetas que se puede extraer a los macacos al TFQ. En este caso, en lugar de utilizar radioisótopos se empleó un colorante fluorescente que puede ser fácilmente estudiado mediante citofluorometría. Los valores obtenidos con las plaquetas sometidas al TFQ respecto a la recuperación (77,8 ± 16,4 %) y supervivencia (99,2 ± 30,4 horas) fueron muy similares a los observados en las plaquetas de control: recuperación del 82,6 ± 15,2 % y supervivencia de 103 ± 19 horas. La diferencias observadas no fueron estadísticamente significativas.[2]

A la vista de los resultados obtenidos en los estudio *in vitro* y los observados *in vivo* en el modelo de macaco, se continuó con la caracterización del impacto del TFQ en las plaquetas con el estudio en voluntarios sanos. En realidad, se investigó sobre un mismo grupo de voluntarios sanos tres tipos diferentes de CP obtenidos todos ellos mediante aféresis en un separador CS-3.000 Plus (Baxter): en un grupo se investigó el efecto del TFQ, pero sin la fase de absorción del exceso de amotosaleno; en otro se estudió el TFQ completo y en un tercer grupo de productos se estudió el efecto de la irradiación gamma sobre CP que había sido sometido al TFQ. Se tomó como referencia el producto recolectado y mantenido en solución aditiva (PAS III) y un 35 % de plasma. Todos los CP fueron estudiados tras cinco días de almacenamiento.[16]

Los resultados revelaron que los CP con TFQ tenían una media de recuperación del 42,5 ± 8,7 % mientras que en los controles fue del 50,3 ± 7,7 %. La diferencia media fue del 7,8 ± 7,5 % (p < 0,01). La supervivencia en días de las plaquetas sometidas al TFQ fue de 4,8 ± 1,3 días, en tanto que los controles tuvieron una supervivencia de 6 ± 1,2 días. La diferencia media fue de 1,3 ± 1,4 días (p < 0,01).

Los CP que tras el TFQ fueron expuestos a 2.500 cGy de irradiación gamma mostraron un comportamiento en cuanto a la recuperación y a la supervivencia similar al producto que sólo recibió el TFQ. Así, la recuperación del producto irradiado fue del 39 ± 6,9 % mientras que la del no irradiado fue del 43 ± 9,4 % (p = 0,20); la supervivencia fue de 4,7 ± 1,3 días para el CP gamma irradiado y de 4,5 ± 1,6 días para el que fue sometido únicamente al TFQ (p = 0,79).[16]

En resumen, los resultados de los estudios con radioisótopos mostraron que el tratamiento de CP con TFQ se asocia a una disminución en la recuperación y supervivencia de las plaquetas cuando se transfunden; sin embargo, el grado de disminución es lo suficientemente bajo como para que a priori se pudiera pensar que quizá no fuera clínicamente significativa.

5   Estudios clínicos

Actualmente, hay publicados dos grandes ensayos clínicos que analizan el efecto del TFQ en la respuesta transfusional a los CP: los estudios euroSPRITE (*S-59 Platelet Recovery in Trombocitopenia-Europe*)[17] y el SPRINT (*S-59 Platelet System Recovery in Trombocitopenia*).[18] Cada uno de ellos estaba enfocado en la investigación de los dos aspectos cruciales que es preciso considerar en la transfusión de plaquetas: el euroSPRITE se centró en la recuperación postransfusional medida como el incremento del recuento corregido (IRC, calculado como [(recuento postransfusional − recuento pretransfusional) x superficie corporal (m²)] / dosis de plaquetas transfundida (x 10^{11})) y el SPRINT en la eficacia clínica, es decir, en el efecto antihemorrágico de las transfusiones.

El euroSPRITE se llevó a cabo en cuatro hospitales europeos (Rotterdam, Estocolmo, Bristol y Estrasburgo), y en él se incluyeron pacientes mayores de doce años con una trombocitopenia central secundaria a leucemia, mielodisplasia o quimioterapia. Se excluyeron pacientes con esplenomegalia (más de 18 cm), trombocitopenia inmune, coagulación intravascular diseminada, cirugía reciente, historia de aloinmunización o refractariedad a las transfusiones de plaquetas, embarazo o tratamiento reciente con fototerapia con psoraleno y ultravioleta A.

Los objetivos principales del estudio fueron el incremento del recuento (IR) y el IRC una hora después de la transfusión. Como objetivos secundarios también se estudiaron el IR y el IRC a las 24 horas, el número de transfusiones de plaquetas administradas durante el período de estudio, el intervalo entre transfusiones, el estado hemostático del paciente antes y después de la transfusión de plaquetas, el número de concentrados de hematíes administrados, la proporción de pacientes refractarios y la de pacientes que desarrollan anticuerpos antiHLA medido por linfocitotoxicidad.

Los pacientes fueron aleatorizados a recibir o bien CP leucorreducidos mediante filtración preparados a partir de cinco o seis capas leucoplaquetarias o bien el mismo tipo de CP sometido a TFQ estándar con amotosaleno 150 µM más UVA, 3 J/cm.² Recibieron el producto asignado durante todo el período de trombocitopenia, como máximo durante 56 días. Para minimizar el efecto de la variable número de la transfusiones, el IR y el IRC a la hora y a las 24 horas fueron calculados sólo con las primeras ocho transfusiones. El estudio TRAP había mostrado que a medida que aumenta el número de transfusiones de plaquetas los rendimientos transfusionales empeoran.[19] El umbral transfusional sugerido fue de 20 x 10⁹/L.

Finalmente, fueron incluidos en el estudio 103 pacientes (52 recibieron CP sometidos a TFQ y 51 CP control) a los que se administró, al menos, una transfusión de plaquetas de estudio. No hubo diferencias en cuanto a las características de los pacientes en los dos grupos: sexo, edad, superficie corporal, enfermedad de base o parámetros analíticos basales (hemoglobina, recuento plaquetario o leucocitario y coagulación). Cabe destacar que a los pacientes con riesgo de desarrollar una enfermedad del injerto contra el huésped asociada a transfusión asignados a recibir productos con TFQ, no se les irradió dichos productos con radiación gamma. Por el contrario, aquellos asignados al grupo de CP de control sí fueron gamma irradiados.

Los pacientes que formaron parte del estudio recibieron en total 567 transfusiones; 311 CP habían sido tratados con el TFQ y 256 eran controles. Dado que, en ocasiones, no se disponía del producto asignado al paciente en cuestión, algunas transfusiones se efectuaron con el producto disponible en ese momento; por ejemplo, producto no tratado o bien producto preparado por aféresis. Las transfusiones fuera de protocolo representaron el 20 % en el grupo del TFQ y el 10 % en el grupo de control. El promedio de transfusiones en el grupo de estudio fueron 6,2 ± 4,2 mientras que en el grupo de control fueron 5 ± 4,8 (p = 0,02).

La dosis media de plaquetas transfundida fue similar en ambos grupos (CP de estudio 2,12 x 10;[11] control 2,23 x 10;[11] p = 0,74). Dos factores contribuyeron a que la dosis de plaquetas en el grupo de TFQ fuera algo menor: se extrajeron muestras para determinar el amotosaleno (10 mL) y además se perdió algo de volumen durante la transferencia del producto entre las diferentes bolsas que forman el equipo donde se lleva a cabo el TFQ. La duración del almacenamiento previo a la transfusión de los CP fue similar en ambos tipos de productos: 3,5 ± 1,1 días para los TFQ y 3,4 ± 1,2 días para los controles. El 22 % de los TFQ y el 20 % de los controles fueron transfundidos en el quinto día de almacenamiento.

El IR medio a la hora de la transfusión de las primeras ocho transfusiones fue de 27,5 ± 13,5 x 10⁹/L para los CP con TFQ y de 35,8 ± 23,3 para los controles. La diferencia media de 8,3 x 10⁹/L fue estadísticamente significativa (p = 0,03). Sin embargo, cuando se ajustó el IR en función de la dosis administrada calculando el IRC, la diferencia en el IRC medio a la hora de la transfusión entre los dos grupos no resultó importante (TFQ 13,1 ± 5,4 vs. control 14,9 ± 6,2; p = 0,11).

El IR medio a las 24 horas (de las primeras ocho transfusiones) fue inferior en el grupo del TFQ (16,4 ± 9,5 x 10⁹/L) que en el grupo que recibió el CP control (24,7 ± 17,6 x 10⁹/L, p = 0,004). El IRC a las 24 horas fue asimismo menor en el grupo del TFQ (7,4 ± 5,5) que en el de control (10,6 ± 7,1; p = 0,02). El efecto estimado del TFQ sobre el recuento a las 24 horas de la transfusión fue un descenso de 2,6 x 10^9/L plaquetas.

Curiosamente, los autores también aplicaron el análisis de la regresión longitudinal a la respuesta transfusional a todas las transfusiones efectuadas, tanto de estudio como de control. Este análisis permite estudiar la respuesta a la dosis de plaquetas administradas sobre todo el espectro de dosis, algo que no es posible con el IR ni con el IRC.[20] El análisis de regresión longitudinal demostró que el TFQ no tenía un efecto estadísticamente significativo en el recuento plaquetario postransfusional. Por el contrario, y tal como cabría esperar, la dosis de plaquetas (p < 0,0001), los días de almacenamiento del componente (p < 0,001), el recuento plaquetario pretransfusional (p < 0,001) y el peso del paciente (p < 0,001) sí eran covariables con un efecto altamente significativo sobre el recuento postransfusional.[21]

En el resto de objetivos secundarios no hubo diferencias significativas entre los dos grupos de pacientes (véase la tabla 2). Llama la atención el elevado porcentaje de pacientes que presentan alguna complicación hemorrágica: el 79 % en los dos grupos. Probablemente, ello sea debido a que de manera sistemática se recogió en las seis horas previas a la transfusión y en las seis horas posteriores el estado hemostático del paciente, revisando doce lugares potenciales de sangrado sin saber a qué grupo había sido asignado el paciente. Este seguimiento activo puede que provocara el elevado índice de hemorragias. No obstante, no hubo diferencias estadísticamente significativas entre ambos grupos.

	Grupo de estudio		
	Grupo TFQ	Grupo Control	p
Intervalo entre transfusiones de plaquetas (días)	3,0 ± 1,23	3,4 ± 1,21	0,13
Estado hemostático – pretransfusión – postransfusión	0,43 ± 0,46 0,30 ± 0,43	0,28 ± 0,39 0,84	0,45 ± 0,57 0,81
Eventos hemorrágicos (%)	79	79	–
Número de concentrados de hematíes transfundidos durante el período de trombocitopenia	4,9 ± 4,2	4,5 ± 5,4	0,68
Reacciones postransfusionales agudas (%)	6	5	0,61
Pacientes refractarios (%)	8	6	0,72
Pacientes con prueba de linfocitotoxicidad positiva	3	2	–

Tabla 2. Resultados de los objetivos secundarios del estudio euroSPRITE.[17] Media ± desviación estándar.

El otro estudio elaborado sobre el efecto del TFQ en los CP fue el SPRINT.[18] Como objetivo primario se estudió la proporción de pacientes con sangrado de grado 2, según los criterios ampliados de la Organización Mundial de la Salud (OMS, el grado 2 es un sangrado clínicamente significativo, pero no requiere transfusión), durante el período de soporte plaquetario. Como objetivos secundarios se evaluó: la proporción de pacientes con sangrados de grado 3 y 4 de la OMS, número de días con sangrado de grado 2 de la OMS, IR e IRC a la hora y a las 24 horas, número de días hasta la siguiente transfusión, incidencia de refractariedad a las transfusiones de plaquetas y el número de concentrados de hematíes transfundidos. Otros objetivos estudiados estaban relacionados con la seguridad del producto: reacciones transfusionales y desarrollo de anticuerpos contra neoantígenos plaquetarios provocados por el amotosaleno.

El estudio se diseñó como un ensayo de no inferioridad y se calculó que serían necesarios 600 pacientes para llevarlo a cabo. Los criterios de inclusión fueron muy similares a los del estudio euroSPRITE. Los pacientes fueron aleatorizados a recibir durante el período de trombocitopenia CP preparados mediante aféresis en un separador Amicus (Baxter) sometidos o no a TFQ. Los médicos y las enfermeras que atendían a los pacientes no conocían el grupo de estudio de éstos.

Se incluyeron en el estudio 671 pacientes de los que al final 645 recibieron, al menos, una transfusión de estudio: 318 con TFQ y 327 de control. No hubo diferencias demográficas o de diagnóstico entre ambos grupos. El número final de transfusiones de plaquetas administradas fue de 4.719 (2.678 con TFQ y 2.041 de controles), la mayoría de las cuales se administraron como profilaxis (93,5 % en el TFQ vs 90,1 % en el control). Tal como se resume en la tabla 3, y de acuerdo con el diseño de no inferioridad del estudio, los autores concluyeron que los CP tratados con TFQ no fueron inferiores a los controles en cuanto a la proporción de pacientes con sangrado de grado 2 o mayor de la OMS. Cuando se analizaron sólo los sangrados de grado 3 o 4 tampoco hubo diferencias entre los dos grupos.

Sí hubo diferencias entre los dos grupos en los IR y los IRC a la hora y a las 24 horas postransfusión. Asimismo, también los pacientes asignados al grupo de estudio recibieron aproximadamente un tercio más de CP que los pacientes asignados al grupo de control. El intervalo entre dos transfusiones fue también más corto en el grupo de TFQ. Parte de estos resultados se podrían explicar por el menor contenido plaquetario en los CP sometidos a TFQ, provocado por muestras adicionales extraídas para determinar el amotosaleno adicional y el uso de un equipo de bolsas con el compuesto de adsorción aún no optimizado.[22] Posteriormente, se determinó que el TFQ se asoció con una pérdida media de contenido plaquetario de $0,8 \times 10^{11} \pm 0,6 \times 10^{11}$.[23]

En el grupo de pacientes estudiados que recibieron CP tratados con TFQ, las reacciones transfusionales agudas a los CP fueron menos frecuentes, incluidas las reacciones alérgicas.[24] Probablemente, se pudiera explicar en parte por el hecho de que los CP del grupo control estaban suspendidos en un 100 % de plasma, mientras que en el grupo del TFQ sólo el 35 % era plasma y el resto era solución aditiva.

	Grupo de estudio		
	Grupo TFQ	Grupo Control	p
Pacientes con sangrado grado 2 (%)	58,5	57,5	< 0,01*
Pacientes con sangrado grados 3 o 4 (%)	4,1	6,1	< 0,01*
Transfusiones de plaquetas – Media por paciente – Intervalo entre transfusiones (días)	8,4 1,9	6,3 2,4	< 0,001 < 0,001
Dosis de plaquetas – Media de dosis por unidad (x 1011) – CP conteniendo < 3 x 1011 plaquetas (%) – Almacenamiento de los CP previo a la transfusión (días)	3,7 20 3,4	4 12 3,6	< 0,001 < 0,01 < 0,05
Recuento postransfusional a la hora – Incremento – Incremento corregido	21,4 11,1	34,1 16	< 0,001 < 0,001
Recuento postransfusional a las 24 horas – Incremento – Incremento corregido	13,2 6,7	21,5 10,1	< 0,001 < 0,001
Número medio de concentrados de hematíes transfundidos durante el período de trombocitopenia	4,8	4,3	0,13
Reacciones postransfusionales agudas (%)	3,0	4,4	0,02
Pacientes refractarios al final del estudio (%)	6	9	0,64
Pacientes con prueba de linfocitotoxicidad positiva (%)	15	39	0,02

*De acuerdo con el diseño del ensayo clínico, basado en una prueba de no inferioridad con un margen de no inferioridad de 0,125 (intervalo de confianza unilateral del 95 % de la diferencia. -1, 0,07). Utilizando este método, un valor de p < 0,05 indica que el TFQ no fue inferior al grupo control.

Tabla 3. Resumen de los resultados de las principales variables de estudio del ensayo clínico SPRINT.[18]

No obstante existen datos que sugieren que el propio TFQ podría reducir la incidencia de reacciones adversas. Osselaer *et al.* presentaron en el congreso anual de la Asociación Americana de Hematología de 2005 su experiencia tras la implantación en rutina del TFQ para los concentrados de plaquetas. Encontraron que las reacciones transfusionales agudas febriles a las plaquetas disminuyeron de un 1,3 % observada cuando se transfundía concentrados obtenidos mediante aféresis y resuspendidos en solución aditiva

(3.529 concentrados transfundidos) a un 0,9 % cuando se transfundieron el mismo tipo de concentrados pero sometidos a TFQ (4.051 transfusiones). Esta subsiguiente reducción observada, podría deberse, al menos en parte, a la inhibición en la síntesis de citocinas que el TFQ produce.[25]

Como resultado de lo observado en el estudio SPRINT, para minimizar las pérdidas de producto asociado con el TFQ, se diseñó un nuevo equipo de bolsas y un sistema de adsorción de compuestos mejorado. Con este nuevo sistema se llevó a cabo un ensayo clínico aleatorizado multicéntrico en pacientes afectos de una trombocitopenia central y que requirieran soporte transfusional con plaquetas.[26] Los criterios de inclusión y los objetivos planteados fueron muy similares a los del estudio SPRINT. Se incluyeron en el estudio 43 pacientes (22 recibieron CP sometidos a TFQ y 21 recibieron CP control) a los que se hicieron un total de 218 transfusiones (103 tratadas con TFQ y 115 de control). Los CP se obtuvieron mediante aféresis en un separador Amicus: los que fueron tratados con TFQ se resuspendieron en un 65 % de solución aditiva y un 35 % de plasma, mientras que los controles lo fueron en un 100 %.

En la tabla 4 se resumen los principales resultados del estudio. No se observaron diferencias en la frecuencia de la transfusión de plaquetas, el intervalo intertransfusional, el número total de transfusiones de plaquetas o la dosis total de plaquetas administradas.

	Grupo de estudio		
	Grupo TFQ	**Grupo Control**	**p**
Transfusiones de plaquetas – Media por paciente	4,7 ± 3,3	5,5 ± 4,7	0,52
– Intervalo entre transfusiones (días)	2,4 ± 1	2,8 ± 1	0,19
Dosis de plaquetas – Media de dosis por unidad (x 1011)	4,1 ± 1,2	3,8 ± 0,4	0,28
– Almacenamiento de los CP previo a la transfusión (días)	3,1 ± 1	3,2 ± 0,8	–
Recuento postransfusional a la hora – Incremento	23,8 ± 18,5	31,2 ± 15,5	0,16
– Incremento corregido	11,6 ± 7,3	15,1 ± 6,4	0,11
Recuento postransfusional a las 24 horas – Incremento	16,3 ± 14,4	21,3 ± 14,4	0,26
– Incremento corregido	7,3 ± 6,2	10,4 ± 6,5	0,11
Reacciones postransfusionales agudas (%)	6	5	0,7

Tabla 4. Resumen de los resultados obtenidos en el estudio de Janetzko et al con un equipo de TFQ optimizado.[26] Media ± desviación estándar.

Así, la diferencia observada en el estudio SPRINT en los requerimientos transfusionales en los pacientes asignados a recibir CP tratados con TFQ no fue confirmada en este nuevo estudio elaborado con un equipo de bolsas optimizado.

Una forma diferente de demostrar la capacidad hemostática de los CP tratados con TFQ fue en un estudio de fase II de diseño cruzado.[27] Un grupo de 32 pacientes con trombocitopenia central recibieron una transfusión de CP tratados con TFQ y una de un CP sin manipulación que actuó como control. Ambos tipos de CP se obtuvieron mediante aféresis, bien en un separador Amicus o bien en un separador CS-3.000 Plus. En el separador Amicus los CP son leucorreducidos durante la recolección mientras que en el separador CS-3.000 Plus se leucorredujo por filtración tras la obtención.

La eficacia hemostática se estudió mediante la realización de un tiempo de sangría con una plantilla que efectúa un corte estándar de 9 mm de longitud y 1 mm de profundidad. Se practicaron dos incisiones en la cara volar del antebrazo tras haber inflado un manguito de presión a 40 mm de Hg en el brazo homolateral por encima de la flexura del codo. El tiempo de sangría se midió como el tiempo medio de las dos incisiones antes y después de transfundir CP que contenían como mínimo 6×10^{11} plaquetas. El tiempo medio de sangría previo a la transfusión fue de 29,2 ± 1,6 minutos. Tras la transfusión el tiempo fue de 19,3 ± 9,5 minutos cuando el paciente recibió un CP tratado con TFQ y de 14,3 ± 6,5 minutos cuando recibió un CP control (p = 0,25). En 29 pacientes que recibieron CP tratados con TFQ y control, el IRC a la hora fue de 10,4 ± 4,9 para los tratados con TFQ y de 13,6 ± 4,3 para los controles (p < 0,001).

En resumen, los diferentes ensayos clínicos llevados a cabo han puesto de manifiesto que los CP sometidos a TFQ son capaces de mantener la eficacia hemostática similar a los controles a pesar de observarse, sobre todo cuando las dosis transfundidas son inferiores a los CP control, IR e IRC significativamente menores. El uso de TFQ se asocia a una reducción en la aparición de reacciones transfusionales agudas febriles.

6   Conclusiones

El camino seguido en el desarrollo del tratamiento fotoquímico aplicado a los concentrados de plaquetas para la inactivación de patógenos y leucocitos es un paradigma de cómo evaluar el impacto de una nueva tecnología en las plaquetas. Tras unos exhaustivos estudios *in vitro* en los que se observa una razonable preservación de los distintos parámetros que definen el estado funcional de las plaquetas, se pasa a estudios *in vivo*. Los estudios *in vivo* con plaquetas marcadas ponen de manifiesto que el tratamiento fotoquímico se asocia con una reducción en la recuperación y en la supervivencia de las plaquetas, pero de una magnitud lo bastante pequeña como para pensar a priori que probablemente no vaya a tener una repercusión clínica significativa.

La última y definitiva fase de la evaluación ha sido el estudio en ensayos clínicos, aleatorizados con un número suficiente de pacientes. Tales estudios han mostrado que el tratamiento fotoquímico se asocia a una menor recuperación postransfusional y a un acortamiento del intervalo entre transfusiones, pero que cuando se estudia los que reciben una dosis similar de plaquetas a los del grupo control, esto no implica un aumento en el número de concentrados de plaquetas transfundidos. A pesar de la menor recuperación postransfusional, la función hemostática de los concentrados de plaquetas sometidos a tratamiento fotoquímico es similar a la de los concentrados de plaquetas de control.

Datos recientes sugieren que el uso concentrados de plaquetas sometidos a TFQ se asocia a una reducción en las reacciones transfusionales febriles agudas.

BIBLIOGRAFÍA

1. Eder AF, Kennedy JM, Dy BA, Notari EP, *et al.* Bacterial screening of apheresis platelets and the residual risk of septic transfusion reactions: the American Red Cross experience (2004-2006). Transfusion 2007; 47: 1134-142.

2. Lin L, Cook DN, Wiesehahn GP, *et al.* Photochemical inactivation of viruses and bacteria in platelet concentrates by use of a novel psoralen and long-wavelength ultraviolet light. Transfusion 1997; 37: 423-35.

3. Bertolini F, Murphy S, Rebulla P, *et al.* Role of acetate during platelet storage in a synthetic medium. Transfusion 1992; 32: 152-56.

4. Holme S, Moroff G, Murphy S. A multilaboratory evaluation of *in vitro* platelet assays: the tests for extent of shape change and response to hypotonic shock. Transfusion 1998; 38: 31-40.

5. Kim BK, Baldini MG. The platelet response to hypotonic shock. Its value as an indicator of platelet viability after storage. Transfusion 1974; 14: 130-38.

6. Metzelaar MJ, Korteweg J, Sixma JJ, *et al.* Comparison of platelet membrane markers for the detection of platelet activation *in vitro* and during platelet storage and cardiopulmonary bypass surgery. J Lab Clin Med 1993; 121: 579-87.

7. van Rhenen DJ, Vermeij J, Mayaudon V, *et al.* Functional characteristics of S-59 photochemically treated platelet concentrates derived from buffy coats. Vox Sang 2000; 79: 206-14.

8. Picker SM, Speer R, Gathof BS. Functional characteristics of buffy-coat PLTs photochemically treated with amotosalen-HCl for pathogen inactivation. Transfusion 2004; 44: 320-29.

9. Isola H, Kientz D, Aleil B, *et al. In vitro* evaluation of Haemonetics MCS+ apheresis platelet concentrates treated with photochemical pathogen inactivation following plasma volume reduction using the INTERCEPT Preparation Set. Vox Sang 2006; 90: 128-30.

10. Moog R, Frohlich A, Mayaudon V, *et al. In vitro* evaluation of COM.TEC apheresis platelet concentrates using a preparation set and pathogen inactivation over a storage period of five days. J Clin Apher 2004; 19: 185-91.

11. Escolar G, Galan AM, Mazzara R, *et al.* Measurement of platelet interactions with subendothelial substrata: relevance to transfusion medicine. Transfus Med Rev 2001; 15: 144-56.

12. Lozano M, Estebanell E, Cid J, *et al.* Platelet concentrates prepared and stored under currently optimal conditions: minor impact on platelet adhesive and cohesive functions after storage. Transfusion 1999; 39: 951-59.

13. Lozano M, Galán A, Mazzara R, *et al.* Leukoreduced buffy coat-derived platelet concentrates photochemically treated with amotosalen HCl and ultraviolet A light stored up to 7 days: assessment of hemostatic function under flow conditions. Transfusion 2007; 47: 666-71.

14. Lozano M, Escolar G, Mazzara R, *et al.* Effects of the addition of second-messenger effectors to platelet concentrates separated from whole-blood donations and stored at 4 degrees C or -80 degrees C. Transfusion 2000; 40: 527-34.

15. Keuren JF, Cauwenberghs S, Heeremans J, *et al.* Platelet ADP response deteriorates in synthetic storage media. Transfusion 2006; 46: 204-12.

16. Snyder E, Raife T, Lin L, Cim *et al.* Recovery and life span of [111]indium-radiolabeled platelets treated with pathogen inactivation with amotosalen HCl (S-59) and ultraviolet A light. Transfusion 2004; 44: 1732-740.

17. van Rhenen D, Gulliksson H, Cazenave JP, *et al.* Transfusion of pooled buffy coat platelet components prepared with photochemical pathogen inactivation treatment: the euroSPRITE trial. Blood 2003; 101: 2426-433.

18. McCullough J, Vesole DH, Benjamin RJ, *et al.* Therapeutic efficacy and safety of platelets treated with a photochemical process for pathogen inactivation: the SPRINT Trial. Blood 2004; 104: 1534-541.

19. Leukocyte reduction and ultraviolet B irradiation of platelets to prevent alloimmunization and refractoriness to platelet transfusions. The Trial to Reduce Alloimmunization to Platelets Study Group. N Engl J Med 1997; 337: 1861-869.

20. Davis KB, Slichter SJ, Corash L. Corrected count increment and percent platelet recovery as measures of posttransfusion platelet response: problems and a solution. Transfusion 1999; 39: 586-92.

21. Corash L. Confounding variables and co-interventions in the design of clinical trials: Real life experience. Vox Sang 2002; 83 Suppl. 1: 261-66.

22. Murphy S, Snyder E, Cable R, *et al.* Platelet dose consistency and its effect on the number of platelet transfusions for support of thrombocytopenia: an analysis of the SPRINT trial of platelets photochemically treated with amotosalen HCl and ultraviolet A light. Transfusion 2006; 46: 24-33.

23. Pineda A, McCullough J, Benjamin RJ, *et al.* Pathogen inactivation of platelets with a photochemical treatment with amotosalen HCl and ultraviolet light: process used in the SPRINT trial. Transfusion 2006; 46: 562-71.

24. Snyder E, McCullough J, Slichter SJ, *et al.* Clinical safety of platelets photochemically treated with amotosalen HCl and ultraviolet A light for pathogen inactivation: the SPRINT trial. Transfusion 2005; 45: 1864-875.

25. Janetzko K, Cazenave JP, Kluter H, *et al.* Therapeutic efficacy and safety of photochemically treated apheresis platelets processed with an optimized integrated set. Transfusion 2005; 45: 1443-452.

26. Slichter SJ, Raife TJ, Davis K, *et al.* Platelets photochemically treated with amotosalen HCl and ultraviolet A light correct prolonged bleeding times in patients with thrombocytopenia. Transfusion 2006; 46: 731-40.

Capítulo 5

Tratamiento fotoquímico con amotosaleno y luz ultravioleta aplicado a las unidades de plasma

Joan Cid Vidal

Unidad de Elaboración de Componentes Sanguíneos
Banc de Sang i Teixits
Barcelona

Dirección para correspondencia
Banc de Sang i Teixits
Dr. Joan Cid Vidal
Unidad de Elaboración de Componentes Sanguíneos
Passeig Vall d'Hebrón, 119-129
08035 Barcelona
jcid@bstcat.net

1 Introducción

De acuerdo con la tercera edición de los estándares de acreditación en transfusión sanguínea publicada en el año 2006 por el Comité de Acreditación en Transfusión (CAT) de la Asociación Española de Hematología y Hemoterapia (AEHH) y de la Sociedad Española de Transfusión Sanguínea (SETS), entendemos por plasma fresco congelado (PFC) aquel componente sanguíneo obtenido de donante único a partir de una unidad de sangre total o mediante aféresis, tras la separación de los hematíes. Este plasma obtenido debe congelarse en un período de tiempo y a una temperatura que aseguren un correcto mantenimiento de los factores lábiles de coagulación. Para la transfusión se utilizará PFC con medidas adicionales de seguridad en sus diferentes formas: tratamiento de inactivación, plasma solidarizado o cuarentena.[1]

La primera parte de esta definición es muy amplia y vaga, ya que el contenido de los factores de coagulación del plasma obtenido es muy variable y depende de las características del donante, especialmente de su grupo sanguíneo, así como del método de obtención, la rapidez en su congelación y la temperatura y el tiempo de almacenamiento.[2] Teniendo en cuenta todos estos aspectos críticos, el CAT emite unos mínimos aceptables para el control de calidad, el almacenamiento y la caducidad del PFC.[1]

La segunda parte de la definición recoge los principios de actuación dirigidos a aumentar la seguridad del plasma para uso transfusional, principios que fueron dictados en una Orden del Ministerio de Sanidad y Consumo con fecha de 2 de junio de 1998.[3] La Orden Ministerial permite, en primer lugar, el uso de plasma solidarizado, es decir, plasma procedente de la misma donación que los hematíes y las plaquetas ya transfundidas al paciente. En segundo lugar, permite el empleo de plasma mantenido en cuarentena, o sea, plasma en el cual se efectúa el control de enfermedades infecciosas con una nueva determinación analítica en un espacio de tiempo que cubra el período ventana habitual de las infecciones virales establecidas en las pruebas de selección de los donantes. En tercer lugar, permite utilizar plasma inactivado, es decir, plasma sometido a técnicas estandarizadas de reducción de carga viral como son el método del solvente-detergente y la técnica del azul de metileno. Por último, se permite el uso de otros tipos de plasma en aquellas situaciones de fuerza mayor o emergencia en que no se disponga de plasma con las características mencionadas.

Desde entonces, los centros de transfusión españoles han llevado a cabo un esfuerzo para adaptarse a la normativa y en el año 2006 se elaboró una encuesta que diera a conocer el procedimiento utilizado para manejar las unidades de plasma destinadas a transfusión. Uno de los resultados destacados de la encuesta es que mientras el 55 % de los centros de transfusión llevan a cabo un programa de cuarentena, el 63 % de las unidades de plasma transfundidas están inactivadas.[4] Este dato demuestra que los programas de cuarentena pueden ser de ayuda en el manejo del plasma de uso transfusional, pero que es necesario disponer de un excedente de unidades de plasma inactivadas para poder responder a las necesidades de los servicios de transfusión.

2   Métodos de inactivación del plasma

En la actualidad, se dispone de tres sistemas de inactivación aptos para su aplicación en unidades de plasma.[5] La inactivación de plasma con el método solvente-detergente debe llevarse a cabo en un laboratorio con experiencia en el fraccionamiento industrial de plasma y no se ha llevado a cabo en España. Recientemente, se ha descrito una modificación del método original para ser usado con bolsas de plasma individuales y así poder efectuar la inactivación con solvente-detergente en las propias instalaciones del banco de sangre.[6] El método más ampliamente utilizado es la técnica del azul de metileno, en las instalaciones de los centros de transfusión con los equipos proporcionados por MacoPharma[7] o Baxter,[8] o el proceso efectuado en Grifols, que sigue las directrices marcadas en el proceso original descrito por la Cruz Roja alemana en Springe.[9]

Más recientemente, la compañía Cerus ha obtenido la marca CE para su sistema de inactivación de plasma con amotosaleno. Esta técnica se ha desarrollado para llevarse a cabo con unidades de plasma en las instalaciones del centro de transfusión.[10,11]

El objetivo del presente capítulo es revisar el sistema INTERCEPT Blood System™ para plasma, y en concreto su modo de utilización, el perfil de seguridad del plasma tratado con amotosaleno, el abanico de agentes patógenos inactivados, el efecto de la inactivación sobre las proteínas plasmáticas, así como la experiencia con el uso clínico del plasma inactivado con amotosaleno y sus efectos secundarios.

3   Modo de utilización de INTERCEPT Blood System™ para plasma

Los psoralenos son sustancias que se encuentran en la familia de productos naturales conocidos como furocumarinos. Estas sustancias son sintetizadas por diferentes plantas y se ingieren en la dieta habitual a través de los vegetales. Se calcula que la ingesta media diaria de psoralenos es > 1 mg/día. Los psoralenos son moléculas similares a la cumarina a la cual se le añade un anillo furan.

El amotosaleno es un fotosensibilizante que basa su mecanismo de acción en una reacción de fotoinactivación fotoquímica. Es decir, el propio amotosaleno, por medio de la excitación que supone la iluminación con luz UVA, provoca la lesión directa a las cadenas de ácidos nucleicos.

	Amotosaleno inicial (mg)	Después UVA (mg)	Después CAD (mg)	Exposición al paciente (mg/Kg) (*)
Amotosaleno	12,7 (150 µM)	7,6	0,06	0,004
Fotoproductos libres		2,5	0,17	0,011
Fotoproductos unidos		2,6	2,2	0,150

Tabla 1. Efecto del proceso de inactivación en 250 mL de plasma.
(*) Calculado para la transfusión de 1.000 mL de plasma inactivado a un paciente de 60 kg.

El proceso de tratamiento fotoquímico (TFQ) con amotosaleno y luz ultravioleta A (UVA) para una unidad de plasma que contiene entre 385-635 mL se observa en la figura 4 del capítulo 1. Consta de cuatro grandes pasos.

En primer lugar, el plasma se mezcla con el amotosaleno. Para evitar su inactivación durante el proceso de almacenamiento, el amotosaleno viene recogido en una bolsa opaca que lo protege de los rayos de luz; en el momento en el que se decida su utilización se libera el amotosaleno y se mezcla con el plasma. El amotosaleno está preparado en forma líquida en un volumen final de 15 mL y contiene 203 mg de hidrocloruro de amotosaleno (6 mmol/L) y 924 mg de NaCl. Con esta dosis se consigue una concentración final de ≈ 50 µg/mL (150 µM). En segundo lugar, esta mezcla se somete a una iluminación controlada de 3 J/cm² de luz UVA (320-400 nm) durante 7-9 minutos. Durante la iluminación, se produce la reacción de fotoinactivación gracias a la formación de puentes cruzados entre las bases pirimidínicas (citosina y timina) de los ácidos nucleicos y el amotosaleno. De esta manera, los patógenos que dependen de la replicación de los ácidos nucleicos quedan inactivados. Sin la iluminación, el amotosaleno presenta una unión reversible con las cadenas de ácidos nucleicos y no se produce ningún tipo de reacción. En tercer lugar, el plasma iluminado pasa a través del dispositivo de adsorción del compuesto (CAD). Se trata de un disco adsorbente compuesto de un copolímero de partículas de poliestireno y de divinilbenzeno fusionados con un plástico de polietileno de elevado peso molecular. Este CAD se usa para disminuir la cantidad de amotosaleno libre y los fotoproductos que se generan después de la iluminación. En la tabla 1 se observa la cantidad de amotosaleno y sus fotoproductos durante el proceso de inactivación.[12] En cuarto lugar, el plasma ya tratado se recoge en las bolsas definitivas para su congelación y almacenamiento.

4 Perfil de seguridad del plasma tratado con amotosaleno y agentes patógenos inactivados

Existe una base científica muy amplia para soportar el uso de plasma tratado con amotosaleno. Se han practicado estudios de toxicología general, seguridad farmacológica, fototoxicidad, toxicidad reproductiva, genotoxicidad, carcinogénesis y de irritación venosa. Todos se han llevado a cabo desde un punto de vista del uso clínico de plasma. Si bien no existe una revisión exhaustiva sobre datos demográficos del uso de plasma a los pacientes, Cerus elaboró una encuesta de la que obtuvo los siguientes resultados:[13]

- > 97 % de los pacientes reciben un total de 600-1.000 mL de plasma en forma de dosis única (por ejemplo, cirugía, trauma);
- < 2 % de los pacientes reciben múltiples transfusiones de plasma con un volumen final de 6-8 litros en un período de 2-4 semanas (por ejemplo, trasplante hepático);
- < 1 % de los pacientes recibe plasma para un recambio plasmático terapéutico durante 2-4 semanas con un volumen final de 4-22 litros.

De acuerdo con estos datos, se diseñaron los estudios de toxicidad. El uso clínico de plasma sometido a TFQ con amotosaleno y luz UVA no demostró ninguna toxicidad en los estudios practicados.

El abanico de agentes patógenos inactivados con amotosaleno ha sido demostrado en numerosos estudios elaborados con concentrados de plaquetas. Utilizando esta aproximación de estudio, se ha visto que el amotosaleno es activo contra una gran variedad de virus,[14-16] bacterias,[17] protozoos[18,19] y leucocitos.[20]

Como las propiedades ópticas de las bolsas de plasma son similares a las de las bolsas que contienen concentrados de plaquetas, se espera que el proceso de inactivación de patógenos con amotosaleno sea igual de efectivo y aplicable también a las unidades de plasma.

Se ha publicado un estudio que recoge toda la información relacionada con la inactivación de bolsas de plasma con amotosaleno que fueron inoculadas con diferentes agentes patógenos.[21] De esta forma, se probó la inactivación con virus (VIH, HTLV-I/II,[16] VHB, VHC, WNV, SARS-CoV y otros), bacterias grampositivas (*Staphylococcus epidermidis*), bacterias gramnegativas (*Klebsiella pneumoniae* y *Yersinia enerocolitica*), espiroquetas (*Treponema pallidum* y *Borrelia burgdorferi*) y protozoos (*Plasmodium falciparum, Tripanosoma cruzi*[18] y *Babesia microti*). Los resultados finales del estudio demuestran que el uso de amotosaleno es efectivo contra todos los agentes patógenos analizados. Los niveles de inactivación de tales agentes se efectuaron de acuerdo con el proceso de inactivación antes descrito, que es el utilizado en la práctica rutinaria de los bancos de sangre.

Un tema interesante es la capacidad de inactivación de los leucocitos por parte del amotosaleno, hecho que se ha comprobado en los concentrados de plaquetas,[20] con el consiguiente beneficio para prevenir la enfermedad del injerto contra el huésped. Es de esperar que esta inactivación persista en las bolsas de plasma tratadas con amotosaleno, y por ello se están practicando estudios para ponerlo de manifiesto. De hecho, se conoce que se forma una media de un aducto de amotosaleno por cada 89 pares de bases, lo cual es suficiente para asegurar la inactivación de la mayoría de los genes individuales.

Este dato podemos compararlo con la acción de 25 Gy que producen una rotura de los ácidos nucleicos por cada 37.000 pares de bases.[20]

5   Estudios *in vitro* para investigar el efecto del TFQ con amotosaleno y la luz UVA sobre los factores de coagulación

Si bien el uso de amotosaleno es activo contra un abanico muy amplio de patógenos, es necesario analizar el efecto de esta sustancia sobre las proteínas plasmáticas, ya que la transfusión de plasma está indicada sobre todo como una reposición de los principales factores de coagulación.

En un estudio se analizaron específicamente los factores de coagulación siguientes: el fibrinógeno y los factores II, V, VII, VIII, IX, X, XI y XIII. También se analizó la actividad cofactor de la ristocetina del factor von Willebrand (VWF:RCo), así como las proteínas antitrombóticas (proteína C y S, antitrombina y α_2-antiplasmina).[21]

En conjunto, los resultados mostraron una disminución de todos los factores de coagulación analizados en las unidades de plasma inactivado con amotosaleno, pero con una cifra de actividad que se encontraba dentro de los límites de referencia usados en el control de calidad de las bolsas de plasma no inactivado (véase la tabla 2).

Parámetros de coagulación	Límites de referencia †	Pre-PCT	Post-PCT	Post/pre (% retención)
TP (n = 14)	11,1-13,5	11,2 ± 0,3 sec	11,6 ± 0,3 sec	1,0 ± 0,1 sec ‡
TTPa (n = 14)	23,0-35,0	26,8 ± 1,4 sec	29,1 ±1,7 sec	4,3 ± 1,8 sec ‡
Fibrinógeno (n = 91)	167-379	290 ± 40 mg/dL	209 ±36 mg/dL	72 ± 5
FII (n = 59)	71-127	96 ± 11 UI/dL	85 ± 11 UI/dL	88 ± 4
FV (n = 91)	77-153	130 ± 23 UI/dL	119 ± 19 UI/dL	92 ± 7
FVII (n = 91)	58-166	123 ± 32 UI/dL	95 ± 20 UI/dL	78 ± 6
FVIII (n = 91)	67-235	157 ± 35 UI/dL	115± 28 UI/dL	73 ± 7
FIX (n = 91)	63-143	108 ± 21 UI/dL	88 ± 16 UI/dL	82 ± 4
FX (n = 59)	66-134	100 ± 13 UI/dL	86 ± 11 UI/dL	86 ± 3
FXI (n = 91)	62-142	103 ± 22 UI/dL	87 ± 18 UI/dL	86 ± 5
FXIII (n = 26)	NA	110 ± 11 UI/dL	102 ±10 UI/dL	93 ± 3
VWF:RCo (n = 12)	NA	144 ± 44 UI/dL	111 ± 41 UI/dL	97 ± 8

Tabla 2. Mantenimiento de la actividad de los factores de coagulación después del TFQ con amotosaleno y luz UVA. PCT: tratamiento fotoquímico. Los datos se muestran como media ±DE.
Los límites de referencia para los factores de coagulación se muestran como media ±2 DE
en plasma citratado de sujetos sanos Abreviaturas: NA= no disponible; TP=tiempo de protrombina;
TTPa= tiempo de tromboplastina parcial activado.

En concreto, el tiempo de protrombina (TP) y el tiempo de tromboplastina parcial activado (TTPA) se alargaron 1 y 4,3 segundos, respectivamente. Los factores que más se afectaron fueron el fibrinógeno y los factores VII y VIII, con una retención de actividad después de la inactivación entre el 72 y el 78 %. Los demás factores analizados mostraron una retención de actividad de al menos el 82 %, y los factores V, XIII y VWF:RCo presentaron una actividad de al menos el 92 %. Las proteínas antitrombóticas analizadas revelaron una retención de actividad de entre el 80 y el 95 %.

En otro estudio se analizó el contenido de factores de coagulación en unidades de crioprecipitado preparado a partir de bolsas de plasma inactivado con amotosaleno (véase

Magnitud	Límite de referencia†	Control CSP	Test CSP	Valor de P
TP (seg)	10-13	12,9 ± 1,1	13,6 ± 2,4	NS
TTPa (seg)	22-41	54,4 ± 8,8	57,5 ± 9,3	NS
Tiempo de trombina (seg)	13-16	19,9 ± 3,3	21,0 ± 1,4	NS
Fibrinógeno (g/L)	1,5-4,0	1,6 ± 0,2	1,5 ± 0,2	NS
FVII (UI/dL)	50-150	87,3 ± 11,4	79,4 ± 19,5	NS
FVIII (UI/dL)	50-200	18,5 ± 5,3	17,7 ± 5,1	NS
FVIII:Cam (UI/dL)	50-200	12,9 ± 4,3	13,0 ± 5,3	NS
FX (UI/dL)	50-150	101,0 ± 13,4	93,5 ± 15,5	NS
α2-Antiplasmina	80-120	111,3 ±10,3	101,7 ± 10,4	0,007
α2-Antitrombina (UI/dL)	80-120	109,7± 10,9	98,3 ± 9,9	0,031
Proteína C (UI/dL)	70-140	103,4 ± 16,2	93,4 ± 13,5	0,042
Proteína S total (UI/dL)	50-140	96,8 ± 22,5	97,2 ± 18,9	NS
Proteína S libre (UI/dL)	70-148	85,3 ± 16,5	78,4 ± 14,3	NS
Proteína S actividad (UI/dL)				
STA	65-145	102,3 ± 18,2	97,3 ± 17,2	NS
BP	75-139	97,7 ± 15,4	94,5 ± 16,6	NS
C4 BP (%)	68-140	121,5 ± 35,1	117,2 ± 31,7	NS
VWF antígeno (UI/dL)	50-200	16,1 ± 4,8	21,6 ± 18,4	NS
VWF actividad ELISA (UI/dL)	50-200	10,0 ± 4,3	10,6 ± 12,1	NS
VWF:CB (UI/dL)	50-200	4,4 ± 2,6	4,5 ± 2,6	NS
Proteínas totales (g/L)	60-80	61 ± 9	60 ± 8	NS

Tabla 3. Parámetros de coagulación en crioprecipitado (Control CSP) no tratado comparado con CSP obtenido de plasma sometido a TFQ con amotosaleno y luz UVA (test CSP). Los datos se muestran como media ±DE. Los límites de referencia para los factores de coagulación se muestran como media ±2 DE en plasma citratado de sujetos sanos Abreviaturas: NS= no significativo; TP=tiempo de protrombina; TTPa= tiempo de tromboplastina parcial activado; TT= tiempo de trombina; FVIII:Cam= FVIII prueba amidolítica; STA= STA Liatest, Diagnostica Stago; BP= Bioclot, Biopool; C4 BP= C4-binding proteína; CB = prueba de unión al colágeno.

la tabla 3).[22] Se observó que el TP y el TTPA se alargaron 0,7 y 3,1 segundos, respectivamente. Se apreció también una disminución estadísticamente significativa ($p < 0,05$) al comparar los niveles de α_2-antiplasmina, antitrombina, proteína C y de la actividad proteasa del VWF en el crioprecipitado preparado a partir de plasma inactivado con amotosaleno con el crioprecipitado preparado a partir de plasma control. Sin embargo, los autores recuerdan que el hecho de inactivar el plasma supone la adición de un volumen de 15 mL de amotosaleno, que representa una dilución del 6 %. Cuando se corrigen los datos obtenidos por este factor de dilución, los resultados finales son comparables y no se observan diferencias importantes.

5.1 Comparación de los niveles de los factores de coagulación en plasma tratado con métodos de inactivación diferentes

Se conocen dos estudios preliminares publicados en forma de resumen en congresos internacionales que analizan el efecto de los métodos de inactivación con amotosaleno y azul de metileno sobre las proteínas plasmáticas.[10,11] En la tabla 4 se muestran las características de diseño de ambos estudios.

Referencia	Cid *et al* [10]	Osselaer *et al* [11]
Plasma origen	Sangre total	Plasmaféresis
Comparación	Control vs INTERCEPT vs Plasmaflex	Control vs INTERCEPT vs Theraflex

Tabla 4. Estudios que comparan los niveles de proteínas plasmáticas en plasma inactivado con amotosaleno y azul de metileno.

Los resultados obtenidos son difíciles de comparar entre sí, pues el diseño de los dos estudios es diferente. Mientras en nuestro laboratorio usamos el plasma obtenido a partir del fraccionamiento de las bolsas de sangre total, el estudio de Osselaer *et al* empleó plasma obtenido de donante único mediante plasmaféresis. En ambos estudios se partió de una bolsa de plasma con volumen suficiente para dividir la unidad en diferentes bolsas y así poder inactivar cada una de ellas con un método distinto. En nuestro caso, comparamos el TFQ con amotosaleno y luz UVA con el plasma inactivado con azul de metileno, mientras que el grupo de Osselaer lo comparó con plasma inactivado con azul de metileno al que posteriormente eliminaron el exceso de azul de metileno. En ambos estudios se observa que los niveles de las proteínas plasmáticas analizadas se mantienen mejor en el plasma control que en las unidades de plasma inactivado. Sin embargo, las unidades de plasma inactivado con ambos métodos mantienen los niveles de proteínas plasmáticas dentro de los niveles normales y superan los criterios mínimos marcados por la farmacopea europea para el uso terapéutico del plasma inactivado.

6   Uso clínico del plasma inactivado con amotosaleno

De acuerdo con los datos recogidos por Cerus sobre el uso transfusional de plasma,[13] se han publicado tres estudios que son la base científica sobre la cual soportar la indicación de transfusión de plasma inactivado con amotosaleno: pacientes con deficiencias congénitas de factores de coagulación,[23] pacientes con deficiencias adquiridas de factores de coagulación[24] y pacientes con púrpura trombocitopénica trombótica (PTT).[25]

6.1   Deficiencias congénitas de factores de coagulación[23]

Se efectuó un ensayo abierto con un único grupo de pacientes para evaluar la eficacia y seguridad del plasma sometido a TFQ con amotosaleno y luz UVA en pacientes con deficiencias congénitas de factores de coagulación I (fibrinógeno), II, V, VII, X, XI y XIII, así como de proteína C. Los resultados de este ensayo en 34 pacientes demostraron que, para la mayoría de los factores evaluados, plasma sometido a TFQ proporcionó una farmacocinética y una recuperación de los factores de coagulación comparables a las del plasma convencional y unas respuestas de TP y TTPA suficientes para una hemostasia aceptable (véanse las figuras 1 y 2). Las depuraciones y vidas medias terminales respectivas para los pacientes con deficiencias de los factores de coagulación V, VII, X, XI y proteína C fueron comparables con los datos previamente publicados. Los resultados de las

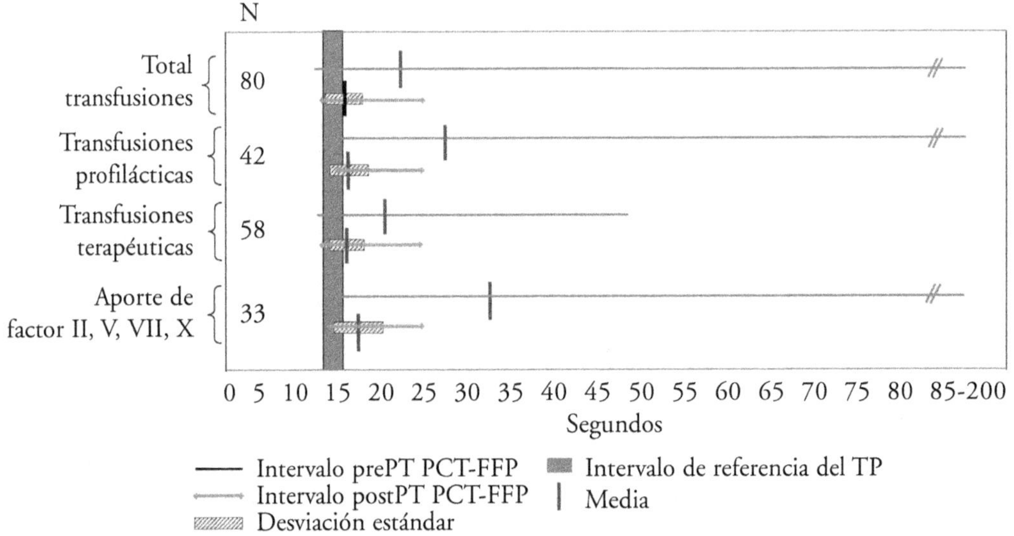

Figura 1. Respuesta del TP a las transfusiones de plasma inactivado con amotosaleno en pacientes con deficiencias congénitas de factores de coagulación.

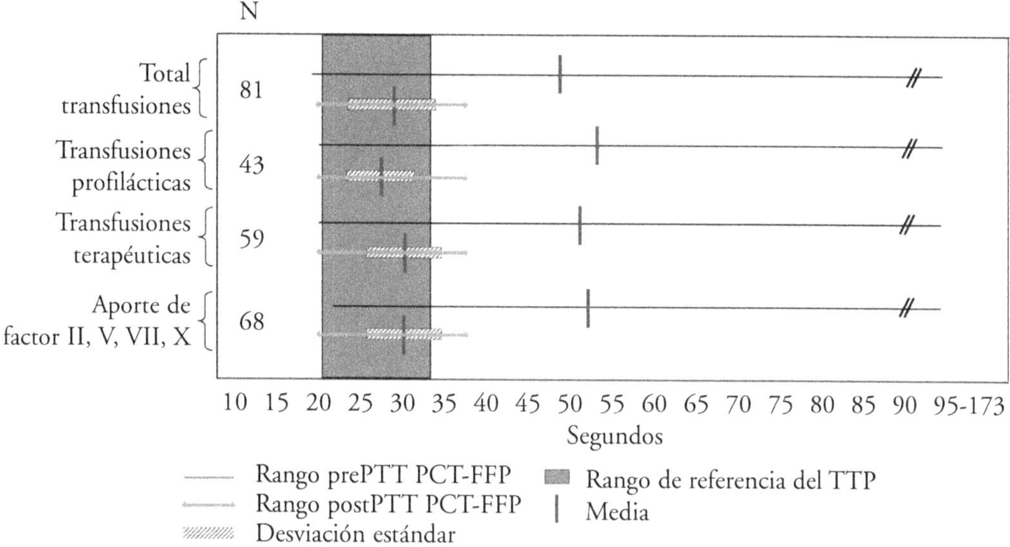

Figura 2. Respuesta del TTPA a las transfusiones de plasma inactivado con amotosaleno en pacientes con deficiencias congénitas de factores de coagulación.

vidas medias terminales de los factores I, II y XIII fueron bajas en comparación con las de las publicaciones médicas. Estos resultados pueden deberse al bajo número de pacientes evaluados (n de 1-3 para cada factor) y a las diferencias en los métodos de análisis. Se consiguió hemostasia en todas las transfusiones terapéuticas y el plasma tratado se toleró bien.

6.2 *Deficiencias adquiridas de factores de coagulación*[24]

Se llevó a cabo un ensayo clínico aleatorizado, controlado y doble ciego para evaluar la eficacia y seguridad de plasma sometido a TFQ con amotosaleno y luz UVA en comparación con plasma fresco congelado convencional en pacientes con deficiencias adquiridas de coagulación. Los resultados de este ensayo clínico en 121 pacientes demostraron la eficacia de plasma tratado con amotosaleno en el tratamiento de coagulopatías provocadas por enfermedades crónicas del hígado, incluyendo una significativa proporción de pacientes con transplante ortotópico de hígado. El mantenimiento de una hemostasia adecuada durante el transplante ortotópico de hígado y otros procedimientos invasivos fue similar entre los grupos de tratamiento. No hubo diferencias significativas en las reacciones adversas, incluyendo trombosis arterial hepática, muerte o reacciones a la transfusión entre pacientes tratados con plasma sometido a TFQ y aquellos tratados con plasma fresco congelado convencional.

6.3   *Pacientes con PTT*[25]

Se efectuó un ensayo clínico aleatorizado, controlado y doble ciego para evaluar la eficacia y seguridad de plasma sometido a TFQ en comparación con plasma fresco congelado convencional para recambio terapéutico de plasma en pacientes con PTT. Los resultados de este ensayo clínico en 35 pacientes demostraron que la respuesta terapéutica al recambio de plasma con plasma sometido a tratamiento con amotosaleno no fue diferente de la respuesta al plasma fresco congelado convencional en términos de tasas de recaída y remisión de PTT y tiempo hasta la recaída y remisión. Dado que los pacientes recibieron diariamente recambios de volumen de plasma en uno o dos ciclos de 35 días, la exposición a plasma tratado con amotosaleno en este estudio es diez veces mayor cuando se compara con estudios de transfusión donde los pacientes fueron tratados por coagulopatías adquiridas o congénitas. Sin embargo, el perfil de seguridad de plasma sometido a TFQ con amotosaleno y luz UVA fue similar al del plasma fresco congelado convencional.

7   Efectos secundarios del plasma inactivado con amotosaleno

Los pacientes incluidos en los estudios comentados anteriormente ofrecen muchas posibilidades para analizar los potenciales efectos secundarios del plasma tratado con amotosaleno, ya que fueron sometidos a diferentes regímenes de transfusión de plasma inactivado y, por lo tanto, recibieron distintas dosis de este fotosensibilizante.

Los pacientes con deficiencias congénitas de factores de coagulación presentaron un pico de amotosaleno de 8,42 ± 2,72 ng/mL. Se describió algún efecto adverso en 29 de 34 pacientes (85,3 %). Los efectos adversos más frecuentes fueron la cefalea, las reacciones alérgicas, las molestias gastrointestinales y las reacciones febriles. La mayoría de estos efectos se clasificaron como moderados y fueron similares a los encontrados en la transfusión de plasma no inactivado.[23]

Los pacientes con deficiencias adquiridas de factores de coagulación presentaron un pico de amotosaleno de 5,4 ± 3,6 ng/mL. La frecuencia y gravedad de los efectos adversos fueron similares en el grupo de pacientes tratado con plasma inactivado en comparación con el grupo que recibió plasma no inactivado. En el estudio del trasplante hepático se describieron seis casos de trombosis de arteria hepática: dos en el grupo inactivado y cuatro en el grupo de control. La incidencia de esta complicación es comparable con la incidencia antes comentada y el equipo de monitorización del estudio no atribuyó ningún caso al uso del plasma transfundido.[24]

En los pacientes con PTT, el pico de amotosaleno fue de 6,5 ± 8,5 ng/mL. Los efectos adversos leves o moderados fueron comparables en los dos grupos de pacientes. El efecto adverso grave más frecuente fue la recaída de la enfermedad, lo cual ocurrió en dos pacientes de cada grupo. También la aparición de fenómenos trombóticos y hemorrágicos se consideró un efecto adverso grave y ocurrió en la misma frecuencia en ambos grupos. Finalmente, un paciente de cada grupo falleció como consecuencia de su enfermedad de base.[25]

7.1　*Ausencia de formación de neoantígenos*

El hecho de añadir una sustancia químicamente modificada a un componente sanguíneo para su posterior transfusión a un paciente plantea la preocupación ante la posible formación de neoantígenos y, por tanto, la posibilidad de aparición de anticuerpos, de acuerdo con los principios descritos para la aparición de las reacciones de hipersensibilidad a los fármacos.[26] Estos principios son tres:

- se necesitan altas dosis de fármaco (> 100 mg/día);
- la reactividad intrínseca del fármaco con proteínas;
- la formación de metabolitos reactivos químicamente.

La mayoría de bibliografía sobre el uso de psoralenos indica que estos productos son muy selectivos en su unión con los ácidos nucleicos. Sin embargo, es posible y existe evidencia científica de que los psoralenos también se unen a las proteínas y los lípidos presentes en las bolsas de plasma. Esta capacidad de unión a componentes diferentes de los ácidos nucleicos hace pensar que es posible la formación de neoantígenos y, por lo tanto, la aparición de anticuerpos.

Para analizar este punto crítico disponemos de un estudio en el cual se llevó a cabo un seguimiento de los pacientes que recibieron transfusiones de plasma inactivado con amotosaleno y en los cuales se analizó la presencia de anticuerpos contra el psoraleno o alguno de sus fotoproductos generados después de la iluminación con luz UVA (véase la figura 3-UVA).[12]

En primer lugar, en este estudio se efectuó un análisis cromatográfico (HPLC) para caracterizar el amotosaleno libre y los fotoproductos que se generan después de la iluminación con luz UVA. En ausencia de luz UVA, se establece un equilibrio entre el amotosaleno libre y el amotosaleno unido a ácidos nucleicos, células, proteínas y lípidos. Cuando se efectúa la iluminación con luz UVA, tienen lugar dos reacciones:

- la rotura fotoquímica del amotosaleno, en forma de dimerización, y
- la formación de conjugados con macromoléculas plasmáticas y celulares.

El resultado obtenido con el análisis con HPLC de los fotoproductos creados después de la iluminación con luz UVA es el mismo en las bolsas de plaquetas que en las de plasma. Se generan seis tipos de fotoproductos que se denominan A-G: el pico A es un furan diol, el pico D es un heterodímero de amotosaleno, el pico E es un homodímero de amotosaleno y el pico F es el amotosaleno residual. Se desconoce la estructura de los picos

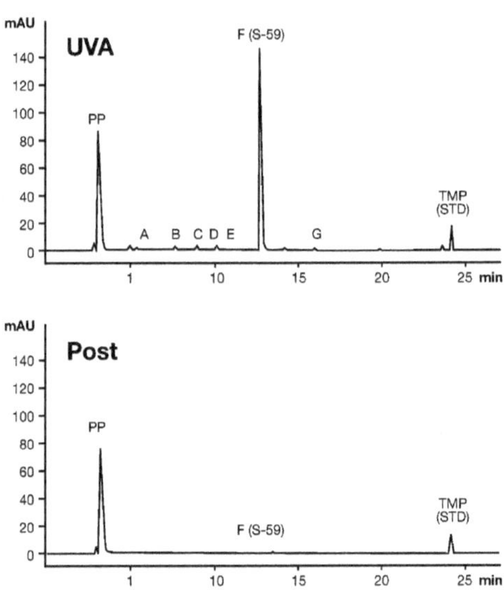

Figura 3. Análisis cromatográfico (HPLC) para caracterizar el amotosaleno libre y los fotoproductos
que se generan tras la iluminación con luz UVA y tras la incubación con el CAD (Post).
Ver texto para descripción

restantes, aunque el análisis efectuado indica que son compuestos diferentes de los psoralenos. Tras la incubación con el CAD, desaparecen todos los fotoproductos y la presencia de amotosaleno es prácticamente indetectable con el HPLC (véase la figura 3-post).

En segundo lugar, las bolsas de plasma inactivadas con amotosaleno fueron analizadas para detectar la unión del amotosaleno y sus fotoproductos con componentes diferentes de los ácidos nucleicos. La conclusión de los resultados obtenidos es que esta unión se produce principalmente con componentes no proteicos, en particular, con lípidos. Esta unión de psoralenos con lípidos tiene, en general, un menor potencial para la formación de neoantígenos, en comparación con la unión con componentes proteicos.

En tercer lugar, se analizaron muestras de sangre de pacientes que recibieron plasma y plaquetas inactivadas con amotosaleno en busca de la aparición de anticuerpos contra neoantígenos con la ayuda de técnicas de ELISA. Un total de 523 pacientes que habían recibido más de 8.000 unidades de plaquetas y plasma fueron analizados y en ninguno de ellos se encontró la aparición de anticuerpos contra amotosaleno o alguno de sus fotoproductos. Cabe destacar el grupo de 17 pacientes que recibieron transfusiones de plasma inactivado con amotosaleno como solución de reposición en el tratamiento de la PTT y que recibieron un total de 40,5 ± 35,4 litros de plasma. En este grupo de pacientes no se detectó la formación de anticuerpos en ningún caso y el análisis se efectuó antes de iniciar el recambio plasmático terapéutico y después de practicar el último procedimiento.

Ante los resultados comentados,[12] y de acuerdo con los principios de hipersensibilidad antes citados,[26] concluimos lo siguiente:

- la cantidad de amotosaleno libre después de la iluminación UVA es de 0,23 mg;
- el amotosaleno presenta una unión mínima a las proteínas plasmáticas;
- los metabolitos formados presentan niveles muy bajos después de la iluminación UVA y de la eliminación por parte del CAD.

8 Conclusión

Tras revisar la inactivación del plasma con amotosaleno, concluimos lo siguiente:

Primero, que existen diversos métodos de inactivación de bolsas de plasma para su posterior transfusión. El método de TFQ con amotosaleno y luz UVA para plasma es fácil de implantar en la rutina de un banco de sangre, presenta un perfil de seguridad muy extenso y es eficaz contra un amplio abanico de agentes patógenos (virus, bacterias, protozoos), así como contra los leucocitos. Además, el uso clínico del plasma inactivado con amotosaleno está avalado por estudios clínicos prospectivos. Tales estudios están bien diseñados y constituidos por un número elevado de pacientes en los cuales se observa que la transfusión de bolsas de plasma tiene un efecto hemostático para las deficiencias congénitas y adquiridas de los factores de coagulación, y es útil como solución de reposición en el recambio plasmático terapéutico de los pacientes con PTT.

Segundo, el uso clínico del plasma inactivado con amotosaleno es seguro, pues no se han detectado hasta la fecha efectos adversos severos en los pacientes que lo han recibido.

Por último, la decisión final en la elección de un sistema de inactivación para plasma dependerá de la eficacia en la inactivación patógena, la eficacia hemostática del plasma inactivado, así como de la logística y las consideraciones económicas.

BIBLIOGRAFÍA

1. AEHH, SETS, eds. Estándares de acreditación en transfusión sanguínea. 3.ed Madrid: Grupo Acción Médica, 2006.
2. Pietersz RNI. Blood components. En: Lozano M, Contreras M, Blajchman M, eds. Global perspectives in transfusion medicine. Bethesda: AABB Press, 2006; 1: 25-54.
3. Orden del BOE. Seguridad del plasma para uso transfusional. 13741, 19293-19294. 1998. Ref Type: Bill/Resolution.
4. Hernández JM. Revisión de los métodos de segurización del PFC: seis años después del decreto. Congreso SETS 2006; 96-98.
5. Solheim BG, Cid J, Osselaer JC. Pathogen reduction technologies. En: Lozano M, Contreras M, Blajchman M, eds. Global perspectives in transfusion medicine. Bethesda: AABB Press, 2006; 1: 103-48.
6. Burnouf T, Goubran HA, Radosevich et al. A process for solvent/detergent treatment of plasma for transfusion at blood centers that use a disposable-bag system. Transfusion 2006; 46: 2100-108.
7. Aznar JA, Bonanad S, Montoro JM, et al. Influence of methylene blue photoinactivation treatment on coagulation factors from fresh frozen plasma, cryoprecipitates and cryosupernatants. Vox Sang 2000; 79: 156-60.
8. Suontaka AM, Blomback M, Chapman J. Changes in functional activities of plasma fibrinogen after treatment with methylene blue and red light. Transfusion 2003; 43: 568-75.

9. Lambrecht B, Mohr H, Knuver-Hopf J, et al. Photoinactivation of viruses in human fresh plasma by phenothiazine dyes in combination with visible light. Vox Sang 1991; 60: 207-13.
10. Cid J, Magallon O, Claparols M, et al. Levels of coagulation factors in fresh frozen plasma obtained from whole blood donations and prepared with two photochemical treatment methods. Vox Sang 2007; 93: 164.
11. Osselaer JC, Debry C, Goffaux M, et al. Coagulation function in fresh frozen plasma prepared with two photochemical treatment methods. Vox Sang 2007; 93: 168-69.
12. Lin L, Conlan MG, Tessman J, et al. Amotosalen interactions with platelet and plasma components: absence of neoantigen formation after photochemical treatment. Transfusion 2005; 45: 1610-620.
13. Ciaravino V, McCullough T, Cimino et al. Preclinical safety profile of plasma prepared using the INTERCEPT Blood System. Vox Sang 2003; 85: 171-82.
14. Pinna D, Sampson-Johannes A, Clementi M, et al. Amotosalen photochemical inactivation of severe acute respiratory syndrome coronavirus in human platelet concentrates. Transfus Med 2005; 15: 269-76.
15. Lin L, Hanson CV, Alter HJ, et al. Inactivation of viruses in platelet concentrates by photochemical treatment with

amotosalen and long-wavelength ultraviolet light. Transfusion 2005; 45: 580-90.

16. Jauvin V, Alfonso RD, Guillemain B, *et al. In vitro* photochemical inactivation of cell-associated human T-cell leukemia virus Type I and II in human platelet concentrates and plasma by use of amotosalen. Transfusion 2005; 45: 1151-159.

17. Lin L, Dikeman R, Molini B, *et al.* Photochemical treatment of platelet concentrates with amotosalen and long-wavelength ultraviolet light inactivates a broad spectrum of pathogenic bacteria. Transfusion 2004; 44: 1496-504.

18. Van Voorhis WC, Barrett LK, Eastman RT, *et al.* Trypanosoma cruzi inactivation in human platelet concentrates and plasma by a psoralen (amotosalen HCl) and long-wavelength UV. Antimicrob Agents Chemother 2003; 47: 475-79.

19. Eastman RT, Barrett LK, Dupuis K, *et al.* Leishmania inactivation in human pheresis platelets by a psoralen (amotosalen HCl) and long-wavelength ultraviolet irradiation. Transfusion 2005; 45: 1459-463.

20. Grass JA, Hei DJ, Metchette K, *et al.* Inactivation of leukocytes in platelet concentrates by photochemical treatment with psoralen plus UVA. Blood 1998; 91: 2180-188.

21. Singh Y, Sawyer LS, Pinkoski LS, *et al.* Photochemical treatment of plasma with amotosalen and long-wavelength ultraviolet light inactivates pathogens while retaining coagulation function. Transfusion 2006; 46: 1168-177.

22. Yarranton H, Lawrie AS, Mackie IJ, *et al.* Coagulation factor levels in cryosupernatant prepared from plasma treated with amotosalen hydrochloride (S-59) and ultraviolet A light. Transfusion 2005; 45: 1453-458.

23. de Alarcon P, Benjamin R, Dugdale M, *et al.* Fresh frozen plasma prepared with amotosalen HCl (S-59) photochemical pathogen inactivation: transfusion of patients with congenital coagulation factor deficiencies. Transfusion 2005; 45: 1362-372.

24. Mintz PD, Bass NM, Petz LD, *et al.* Photochemically treated fresh frozen plasma for transfusion of patients with acquired coagulopathy of liver disease. Blood 2006; 107: 3753-760.

25. Mintz PD, Neff A, MacKenzie M, *et al.* A randomized, controlled Phase III trial of therapeutic plasma exchange with fresh-frozen plasma (FFP) prepared with amotosalen and ultraviolet A light compared to untreated FFP in thrombotic thrombocytopenic purpura. Transfusion 2006; 46: 1693-704.

26. Naisbitt DJ, Pirmohamed M, Park BK. Immunopharmacology of hypersensitivity reactions to drugs. Curr Allergy Asthma Rep 2003; 3: 22-29

Capítulo 6

FRALE y concentrados de hematíes

José Luis Arroyo Rodríguez[1], Luz Barbolla García[2]

[1] Banco de Sangre y Tejidos
Cantabria

[2] Centro de Transfusión
Madrid

Dirección para correspondencia
Banco de Sangre y Tejidos
Dr. José Luis Arroyo Rodríguez
Avda. de Valdecilla, s/n
Hospital de Marqués de Valdecilla
39008 Santander
director@bscan.org

1 Introducción

A pesar de todos los esfuerzos técnicos llevados a cabo, que han supuesto un gran avance en la reducción de la transmisión de enfermedades infecciosas por la transfusión, todavía existe un mínimo riesgo de transmisión de estas enfermedades.[1]

Hasta el momento actual, los mecanismos de disminución de riesgo de transmisión de enfermedades infecciosas transmisibles por transfusión han seguido básicamente dos tendencias: el incremento de pruebas diagnósticas a las unidades de donación, o bien, el tratamiento físico-químico de los componentes con el objeto de conseguir la inactivación de posibles agentes patógenos acompañantes. Ambos presentan ventajas e inconvenientes. Sin embargo, la tendencia actual parece inclinarse hacia la inactivación de los componentes sanguíneos.[2]

La mayoría de los mecanismos de inactivación patógena en sangre desarrollados hasta el momento se basan en procesos fotoinactivadores a través de los llamados fotosensibilizadores.[3] Estos métodos, que actualmente se utilizan en plasma y concentrados de plaquetas, no se han podido aplicar a los concentrados de hematíes. La elevada viscosidad de este componente, el espectro de absorción de la hemoglobina y el prolongado período de almacenamiento condicionan la aparición de daños de mayor o menor intensidad en su estructura o metabolismo, producidos por los radicales libres que se forman como consecuencia de las reacciones fotodinámicas.

Cerus Corporation ha desarrollado un método de reducción de patógenos aplicado a los concentrados de hematíes basado en la tecnología Helinx.™ Este método utiliza un agente que no necesita iluminación para ejercer su acción: el S-303 o FRALE (*Frangile Anchor Linker Effector*, efectores con anclaje unidos por un conector frágil). En realidad, el S-303 es un compuesto constituido por tres componentes: la acridina, que es la parte de la molécula que actúa de anclaje, un conector frágil y un grupo efector.[4]

Este sistema consigue, salvaguardando la función de los hematíes, la inactivación de un amplio espectro de virus y bacterias y permite, además, la inactivación de leucocitos, lo que le aporta utilidad en la prevención de los potenciales efectos adversos asociados a la transfusión de leucocitos, como la enfermedad injerto contra huésped o reacciones febriles no hemolíticas.[5-8]

Su acción se fundamenta en el establecimiento de enlaces covalentes irreversibles con las hebras de ADN o ARN, impidiendo así la replicación de virus, bacterias, parásitos y otras células. El S-303 actúa sin necesidad de una fuente de luz.

Para evitar la posible reacción con otras moléculas nucleófilas presentes en el concentrado de hematíes (agua, fosfatos, proteínas), el tratamiento incluye glutatión (g-glutamil-cistein-glicina, GSH), una sustancia natural presente en la mayoría de nuestros tejidos, que actúa de agente amortiguador o supresor inhibiendo la reacción del S-303 con la superficie de los hematíes y con las proteínas del plasma.[9,10]

2 Estudios *in vitro*: el S-303 y la función celular

En condiciones normales, las células rojas sufren un deterioro metabólico progresivo durante el almacenamiento. Estas modificaciones, denominadas de forma conjunta «lesión del almacenamiento», consisten en una disminución de los niveles de potasio, adenosina trifosfato (ATP), 2,3 difosfoglicerato (2,3-DPG), hemoglobina (Hb), lípidos, pérdida de membrana, microvesiculación y hemólisis, que suponen, en definitiva, el deterioro de su función y viabilidad.[11,12]

Con el fin de valorar la repercusión del tratamiento con S-303 en la viabilidad y función de los hematíes, se han elaborado estudios *in vitro* en los que se han analizado estos parámetros. Para ello, hematíes tratados y no tratados fueron analizados previamente al tratamiento con S-303, inmediatamente después del tratamiento y cada semana hasta el día 35 postdonación. Todas las unidades analizadas estaban leucodeplecionadas, suspendidas en AS-3, con un hematocrito de 50-60 % en un volumen de aproximadamente 280 mL.

2.1 *ATP y 2,3-DPG*

En hematíes normales, los niveles de ATP intracelular se correlacionan con la viabilidad celular.[13] Se considera que para garantizar una viabilidad celular superior al 75 %, se requiere una concentración mínima de ATP de 2 mmol/g Hb (ATP/gHb).[14]

Tal como se observa en la gráfica 1-A, en los hematíes tratados con S-303 se experimenta un incremento agudo y breve de los niveles de ATP, seguido de un descenso progresivo durante el almacenamiento, y presentan una curva paralela a la de los hematíes de control.

El día +35 postdonación, los niveles de ATP, en los hematíes tratados y en los no tratados, se mantienen por encima de 2 mmol/g Hb.

Los niveles de 2,3-DPG muestran un comportamiento similar, aunque su descenso es mucho más rápido, con niveles indetectables a partir de la tercera semana de almacenamiento en las unidades de control y en las sometidas a tratamiento (véase la gráfica 1-B).

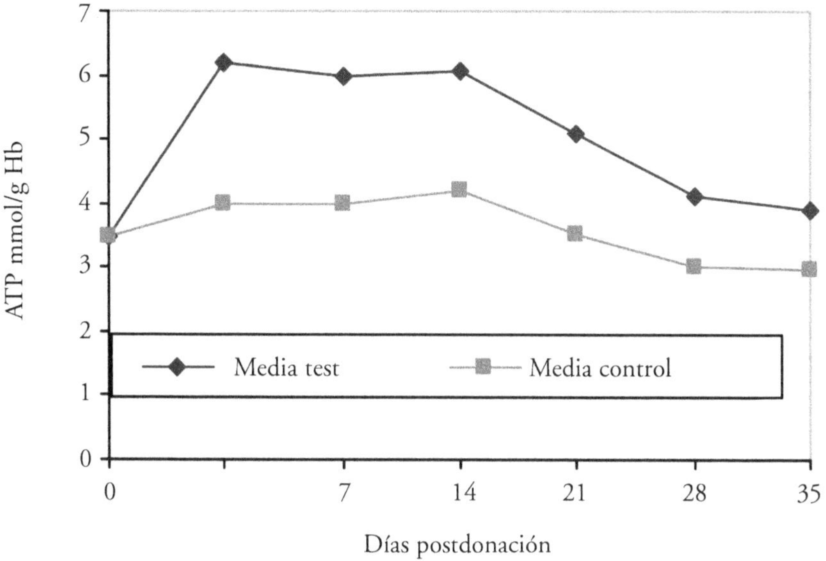

Gráfica 1-A. Repercusión celular del tratamiento S-303 durante el almacenamiento. Niveles de ATP.

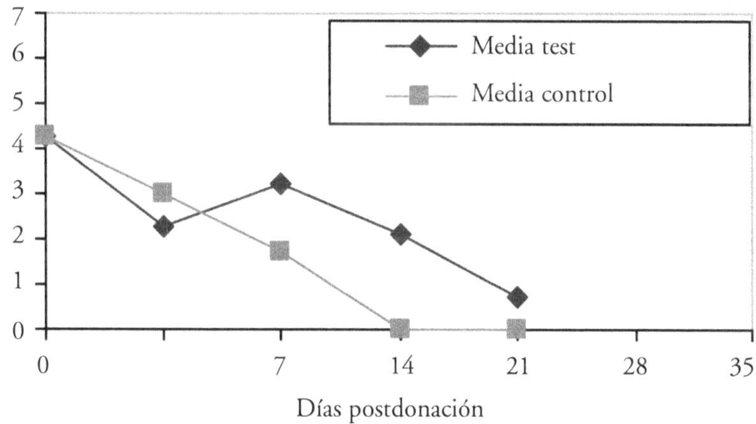

Gráfica 1-B. Repercusión celular del tratamiento S-303 durante el almacenamiento. Niveles de 2,3-DPG.

2.2　Hemólisis

El porcentaje de hemólisis media durante el transcurso del estudio se mantuvo por debajo de los límites aceptables (< 1 % FDA o < 0,8 % Consejo de Europa) en ambos grupos de hematíes. Sólo en un caso de hematíes tratados con S-303 la hemólisis producida fue significativamente superior al grupo de control y sobrepasó los estándares establecidos. Estudios posteriores han puesto de manifiesto que estas desviaciones se producen con una incidencia similar en los hematíes tratados y en los no tratados, sobre todo ante situaciones de estrés oxidativo, muchas de ellas no detectables durante la selección habitual de los donantes (véase la gráfica 1-C).

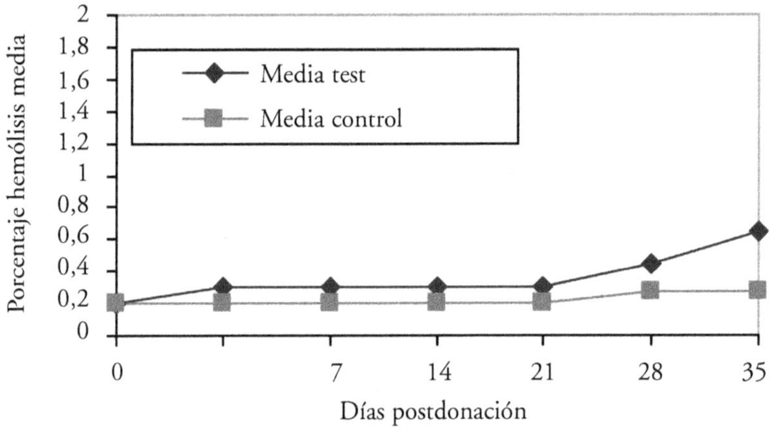

Gráfica 1-C. Repercusión celular del tratamiento S-303 durante el almacenamiento. Hemólisis.

2.3 pH

Inicialmente, las células tratadas con S-303 presentan un pH mayor; sin embargo, su descenso progresivo hace que los valores de pH sean similares en ambos grupos a partir del día 21 de almacenamiento (véase la gráfica 1-D).

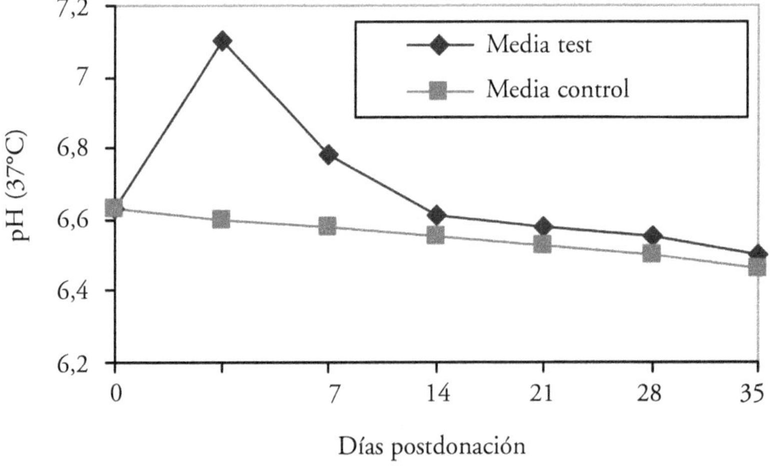

Gráfica 1-D. Repercusión celular del tratamiento S-303 durante el almacenamiento. pH.

2.4　Potasio

En condiciones normales de conservación, el potasio se acumula gradualmente en el fluido extracelular a lo largo del tiempo. La presencia de daño celular facilita este incremento. En este estudio, los niveles extracelulares de potasio asociados al almacenamiento son prácticamente idénticos en los hematíes testados y el grupo de control, tal como demuestran las curvas superpuestas (véase la gráfica 1-E).

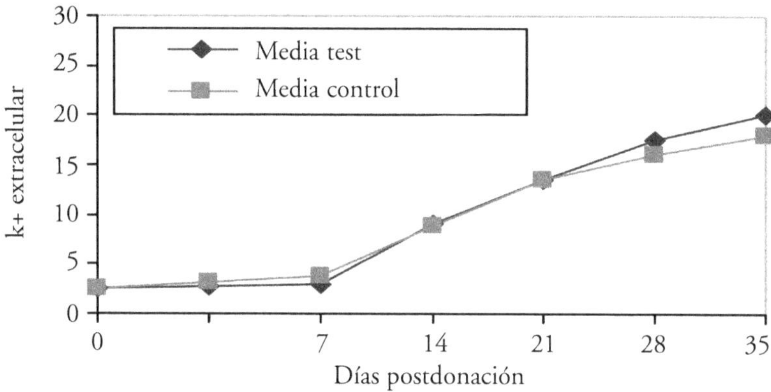

Gráfica 1-E. Repercusión celular del tratamiento S-303 durante el almacenamiento. Potasio extracelular.

2.5　Glucosa y lactato

Las células rojas metabolizan glucosa y producen lactato durante su almacenamiento de forma similar en ambos grupos (véase la gráfica 1-F).

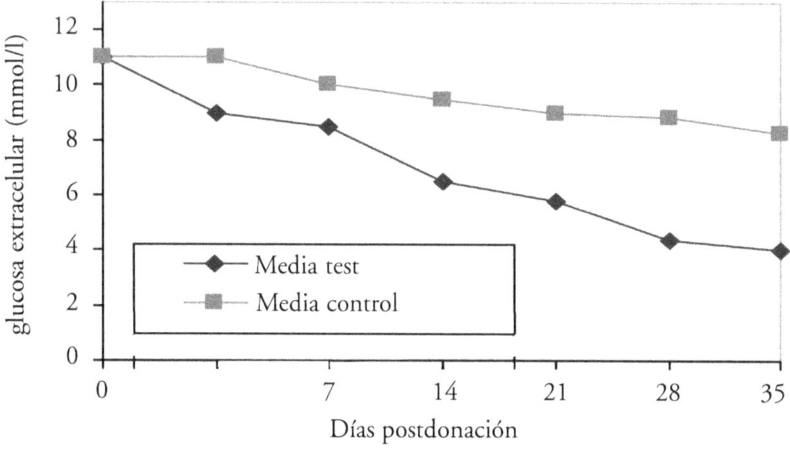

Gráfica 1-F. Repercusión celular del tratamiento S-303 durante el almacenamiento. Glucosa extracelular.

Los resultados de estos estudios demuestran que la función celular *in vitro* de los hematíes tratados es similar a la del grupo de control y, por tanto, el S-303 no produce un daño celular significativo.

3   Estudios clínicos. Experiencia en humanos

Evidentemente, para ser usados en un receptor, los eritrocitos tratados con S-303 deben sobrevivir en la circulación y ser capaces de transportar de modo eficiente el oxígeno a los tejidos. La viabilidad de los hematíes se define por su capacidad para circular 24 horas después de la reinfusión.

Hasta hoy, se han llevado a cabo cinco estudios clínicos con S-303 en humanos. Tres de ellos han sido estudios fase 1 en los que se valoró la viabilidad de los hematíes tratados con S-303 y transfundidos a personas sanas. Los otros dos fueron estudios fase 3 en pacientes que requirieron un soporte transfusional con concentrados de hematíes. Todos ellos fueron realizados con la formulación original del producto.[15]

3.1   Fase 1A

El primer estudio clínico (fase 1A) fue un estudio ciego, aleatorizado, controlado, con dos brazos.[16] El objetivo fue comparar la recuperación transfusional de pequeños volúmenes de hematíes autólogos tratados con S-303 en sujetos sanos y conservados durante 35 días a 1-6 °C, frente a la de un brazo de control (mantenidos en las mismas condiciones durante el mismo tiempo, sin tratamiento). Para ello, se transfundió a cada sujeto una alícuota de 10-20 mL de hematíes autólogos marcados con ^{51}Cr, tratados o no tratados dependiendo del brazo al que había sido asignado aleatoriamente, y se determinó la recuperación a las 24 h. Los resultados pusieron de manifiesto una mayor recuperación (expresada como porcentaje de la dosis transfundida) en el grupo de los hematíes no tratados (83,9 ± 6 vs 78,7 ± 5,6, p 0,002); sin embargo, en ambos grupos la recuperación media fue superior al 75 %, es decir, estuvo dentro de lo exigido en los estándares de la AABB.

3.2   Fase 1B

El segundo ensayo clínico (fase 1B) fue llevado a cabo para valorar el potencial inmunógeno de los hematíes tratados con S-303 tras múltiples transfusiones. Todos los sujetos que colaboraron (n = 28) habían participado también en el estudio fase 1A. Las cohortes estaban formadas por los sujetos que habían recibido S-303 en el estudio 1A (n = 16) y aquellos que habían recibido hematíes de control (n = 12). A todos se les transfundieron 5-15 mL de hematíes autólogos tratados con S-303 los días 7, 14, 21 y 35 postdonación. La última infusión se hizo con hematíes marcados con ^{51}Cr. La viabilidad a las 24 horas se comparó en cada cohorte con la obtenida en el fase 1, sin que se detectaran diferencias significativas (véase la tabla 1). La respuesta inmune se estudió valorando la formación de anticuerpos frente a antígenos eritrocitarios mediante una prueba directa de antiglobulina humana (prueba de Coombs directa), y enfrentado el suero del propositus a un panel de hematíes comerciales y una prueba cruzada con los propios hematíes. Ninguno de los estudios detectó la presencia de anticuerpos.

Cohorte	Viabilidad-Fase 1A	Viabilidad-Fase 1B	p
S-303 / S-303 (N=16)	77,5 ± 6,56 %	79,2 ± 6,56 %	0,26
Control / S-303 (N=12)	82,6 ± 6,40 %	84,4 ± 6,40 %	0,30

Tabla 1. Recuperación transfusional tras múltiples exposiciones (estudio 1B).

3.3 Fase 1C

Este estudió se llevó a cabo en dos partes.

En la parte A se comparó la recuperación 24 horas postransfusión y la vida media de hematíes autólogos tratados con S-303 con la de hematíes autólogos sin tratar y conservados en ADSOL (control). El objetivo de la segunda parte del estudio (parte B) fue determinar el grado de tolerancia de una unidad completa de concentrado de hematíes autólogos (unos 300 mL) tratados con S-303 y expuestos a un dispositivo de adsorción (CAD).

La primera fase del estudio fue un estudio ciego en el que se cruzaban ambos brazos, de manera que cada uno de los 29 sujetos participantes recibía una alícuota de 15-20 mL de hematíes tratados y una de hematíes no tratados en una secuencia de cruzamiento aleatorizada. Las alícuotas fueron tomadas de sendas donaciones autólogas llevadas a cabo al menos con 60 días de intervalo.

Como en el caso del estudio fase 1A, los resultados pusieron de manifiesto una recuperación mayor al 75 % en los hematíes tratados y en los de control, aunque también se evidenció una mayor recuperación en el grupo de los hematíes no tratados (84,7 vs 81,9, p 0,048).

No hubo diferencias en la vida media (tiempo que permanece en la circulación) en los hematíes transfundidos en uno u otro grupo (37,5 días).

En ninguno de los tres estudios se observaron efectos adversos clínicamente significativos atribuibles a la transfusión. Un sujeto experimentó un cuadro de arritmia cardíaca grave que precisó hospitalización y tratamiento con ablación durante el intervalo de cruzamiento en el ensayo 1C sin que se atribuyera a los hematíes S-303 recibidos. Posteriormente, recibió otra transfusión sin incidencias.

No se produjeron alteraciones analíticas bioquímicas ni hematológicas atribuibles al S-303.

En los tres estudios se llevó a cabo a cada individuo una prueba directa de antiglobulina humana, un escrutinio de anticuerpos irregulares y una prueba cruzada con hematíes autólogos tratados, todo antes de cada transfusión. Un mes después de la última transfusión se repitieron estos estudios. Ninguno de los estudios de inmunorreactividad (pruebas de antiglobulina directa e indirecta) detectó la presencia de anticuerpos antes, durante ni después de los ensayos.

3.4   Fase 3A

Este estudio aleatorizado, doble ciego, fue llevado a cabo con el objetivo de comparar la eficacia clínica de los hematíes tratados con S-303 en pacientes sometidos a una intervención de cirugía cardíaca, es decir, soporte transfusional en situación aguda.[17]

Durante la cirugía y en los seis días posteriores, los pacientes fueron asignados aleatoriamente a uno de los dos grupos de tratamiento: hematíes S-303 o hematíes de control. La eficacia clínica se valoró comparando la morbilidad (infarto de miocardio o fracaso renal agudo) y la mortalidad de ambos grupos.

La aparición de anticuerpos antieritrocitarios asociados a la infusión de S-303 en otro estudio (3B) que se estaba llevando a cabo en el mismo momento, motivó que este estudio se concluyera antes de lo previsto. No obstante, los datos obtenidos de los 148 pacientes incluidos pusieron de manifiesto que la eficacia clínica de los hematíes tratados con S-303 no era inferior a la del grupo de control: el grupo de pacientes tratados con

	Grupo test (N=74)	Grupo de control (N=74)	Total (N=148)	p
Infarto de miocardio (a)	0 (0 %)	2 (2,7 %)	2 (1,4 %)	0,245
Fracaso renal (b)	16 (21,6 %)	14 (19,2 %)	30 (20,4 %)	0,838
Muerte (c)	0 (0 %)	1 (1,4 %)	1 (0,7 %)	0,497
(a), (b) o (c)	16 (21,6 %)	15 (20,5 %)	31 (21,1 %)	1
Incremento Hb g/dL Media (SD)	1,4 (1,66)	1,5 (1,64)	1,5 (1,64)	0,745
Unidades transfundidas	4,4 (3,3)	3,8 (2,47)	4,1 (2,93)	0,196
Volumen transfundido	1.073 (828)	1.031 (670)	1.052 (752)	0,740

Tabla 2. Análisis de los resultados del estudio 3A.

hematíes S-303 mostró una incidencia de infartos de miocardio, fracasos renales y muertes similares al grupo de control (22 y 21 %, respectivamente). Como se aprecia en la tabla 2, tampoco se detectaron diferencias significativas en cuanto al incremento de Hb producido postransfusión (media 1,4 vs. 1,5 g/dL), número de concentrados de hematíes (4,4 vs. 3,8 unidades) o requerimientos transfusionales de otros componentes (plasma fresco congelado, crioprecipitados).

La mayoría de los pacientes incluidos en el estudio (98,7 %) presentaron algún evento adverso durante el tratamiento, cualquiera de ellos esperado en el contexto de cirugía cardiovascular compleja. No hubo diferencias entre el grupo de control y el grupo de pacientes transfundidos con hematíes S-303.

3.5 Fase 3B

Se evaluó la eficacia y seguridad de la transfusión de concentrados de hematíes S-303 en pacientes con requerimientos transfusionales crónicos (anemia drepanocítica y talasemia). A cada paciente se le asignaba aleatoriamente un grupo de tratamiento (hematíes tratados o hematíes no tratados) durante un período de tiempo determinado y, posteriormente, durante otro período, se le cruzaba al brazo opuesto. De esta manera, durante seis meses, cada paciente recibió soporte transfusional con hematíes tratados y hematíes no tratados (véase la tabla 3).

	Período test (N=9)	Período de control (N=10)	Total (N=19)	p
Hb media transfundida (g/kg/día) (±DE)	0,13 ± 0,064	0,09 ± 0,025	0,11 ± 0,050	0,097
Transfusiones Media ±DE	5,6 ± 2,88	5,4 ± 1,43	5,5 ± 2,17	0,881
Unidades transfundidas Media ±DE	13,1 ± 7,83	12,1 ± 4,33	12,6 ± 6,08	0,728
Volumen hematíes transfundidos Media ±DE	3.280 ± 2.066	3.327 ± 1.152	3.305 ± 1.601	0,952
Hb transfundida Media ±DE	613,3 ± 390,2	615,4 ± 215,1	614,4 ± 301,3	0,989
Intervalo entre transfusiones Media ±DE	26,2 ± 6,04	28,8 ± 3,89	27,6 ± 5,06	0,267
Hb pretransfusional (g/dL) (Media ±DE)	9 ± 1,05	9,5 ± 1,28	9,3 ± 1,18	0,334

Tabla 3. Análisis de los resultados del estudio 3B.

Durante el transcurso de este estudio, dos pacientes desarrollaron la aparición de anticuerpos a bajo título (1/2 y 1/8) contra los hematíes tratados con S-303. El suero de estos pacientes reaccionaba con los hematíes S-303, pero no con sus propios hematíes antes del tratamiento con S-303. Este hallazgo motivó que tanto éste como el otro estudio que se estaba llevando a cabo en pacientes (3A) fueran terminados antes de lo previsto. En ese momento, 26 pacientes ya habían sido incluidos en el estudio e iniciado el primer período de tratamiento, y ocho habían iniciado el segundo período de tratamiento. Ningún paciente pudo acabar los dos. No obstante, el análisis de la eficacia del primer período de tratamiento (19 pacientes evaluables) demostró que no había diferencias significativas en la eficacia clínica. Ninguno de ellos, ni siquiera los pacientes que habían desarrollado los anticuerpos, presentaron efectos adversos atribuibles a la inmunorreactividad.[18]

4   La inmunorreactividad y el S-303

El hallazgo de la aparición de anticuerpos dirigidos contra los hematíes tratados con S-303 en el estudio fase 3 propició estudios adicionales para conocer la naturaleza y el significado de los mismos. Las determinaciones practicadas en donantes de sangre y en las muestras de suero basales de los pacientes incluidos en los estudios fase 3, pusieron de manifiesto la presencia de reactividad frente a hematíes tratados con S-303 en el 1-2 % de los sujetos estudiados, sin que hubiera habido exposición previa a este agente. Estudios posteriores, basados en la inhibición competitiva del S-300 (comparte anillo de acridina) demostraron que estos anticuerpos iban dirigidos a la acridina presente en el S-303.

Con el fin de minimizar la cantidad de S-303 ligado a la membrana de los hematíes y con ello la aparición de estos anticuerpos, se modificó el método de procesamiento (véase la tabla 4). Las modificaciones introducidas en el producto mantienen el espectro de acción sobre virus y bacterias, pero ha reducido significativamente la cantidad de S-303 unido a la superficie de los hematíes, lo que hace el proceso menos inmunógeno que el original, tal como se ha demostrado *in vivo* en modelos animales.[19] Es decir, la reducción de la cantidad de S-303 unida a la membrana de los hematíes es suficiente para eliminar la inmunorreactividad observada.

Parámetro	Proceso original	Proceso modificado
Concentración de S-303	0,2 mM	0,2 mM
Concentración de GSH	2,0 mM	20 mM
Orden de adición de reactivos	Se añaden juntos	Primero GSH
Solución aditiva	Erythrosol	AS-3

Tabla 4. Modificaciones llevadas a cabo al proceso original de tratamiento con S-303.

Otra prueba de ello es que el suero de los pacientes que en los ensayos clínicos reaccionaba contra los hematíes tratados según el proceso original, no reaccionaba con los hematíes tratados con el proceso modificado.[20]

Actualmente, se están llevando a cabo estudios clínicos en humanos en los que se estudia la seguridad, recuperación y vida media de los hematíes tratados con S-303 modificado.

5   Método de procesamiento

El tratamiento con S-303 se lleva a cabo en un circuito cerrado de bolsas comunicadas. Una vez transferido el concentrado de hematíes que se desea tratar (leucodeplecionado en solución aditiva) a la bolsa del equipo donde se va a producir la mezcla, se añaden los reactivos (GSH y S-303) previamente reconstituidos. La adición de ambos reactivos se efectúa a través de sendos filtros de 0,2 mm (véase la figura 8 del capítulo 2). Una vez mezclados, se transfiere todo el contenido a la bolsa final de almacenamiento, que debe mantenerse durante un período de veinte horas de incubación a 20-25 ºC. Tras este tiempo, el proceso de tratamiento se considera completado y el concentrado de hematíes debe mantenerse en las condiciones habituales de conservación (1-6 ºC) hasta su transfusión.

Tal como se ha mencionado, el proceso de tratamiento fue modificado con el fin de minimizar la cantidad de S-303 ligado a la membrana de los hematíes y con ello la aparición de anticuerpos. En el proceso original se añadían a la vez 200 mM de S-303 y 2 mM de GSH. En el procedimiento modificado, la concentración de GSH es diez veces mayor y se añade al concentrado de hematíes unos minutos antes, para garantizar su difusión antes de que actúe el S-303.

6   Conclusión

Cerus ha desarrollado un sistema de inactivación de patógenos en componentes eritrocitarios basado en la utilización del S-303: una molécula con poder alquilante que forma parte de una clase de compuestos denominados FRALEs. Realmente, es un compuesto constituido por tres componentes: la acridina, que es la parte de la molécula que actúa de anclaje, un conector frágil y un grupo efector.

Su acción, sin necesidad de una fuente de luz, se fundamenta en el establecimiento de enlaces covalentes irreversibles con las hebras de ADN o ARN, impidiendo así la replicación de virus, bacterias y parásitos.

La viabilidad y función celular de los hematíes tratados queda salvaguardada, tal como se demuestra en los estudios *in vitro* donde se analizan parámetros analíticos que valoran los cambios bioquímicos producidos en los hematíes durante el almacenamiento (ATP, 2,3-DPG, pH extracelular, potasio extracelular, glucosa, lactato y hemólisis).

El desarrollo de cinco estudios clínicos en los que han sido tratados 53 sujetos sanos y 91 pacientes con hematíes tratados con S-303 ha puesto de manifiesto que la inactivación de hematíes con la formulación original de S-303 es segura, eficaz y bien tolerada.

Durante el estudio fase 3 se detectó el desarrollo de una inmunorreactividad débil contra los hematíes inactivados. Esto motivó una modificación en el proceso original que ha reducido la cantidad de S-303 unida a la superficie de los hematíes y con ello elimina la inmunorreactividad creada. Los estudios en fase 1 con las modificaciones introducidas, en desarrollo actualmente, serán decisivos para juzgar el papel que el uso de este proceso de inactivación pueda tener en el futuro de la práctica transfusional.

BIBLIOGRAFÍA

1. O'Brien SF, Yi QL, Fan W, *et al*. Current incidence and estimated residual risk of transfusion transmitted infections in donations made to Canadian Blood Services. Transfusion 2007; 47: 316-25.

2. Klein HG, Anderson D, Bernardi MJ, *et al*. Pathogen inactivation: making decisions about new technologies-preliminary report of a consensus conference. Vox Sang 2007; 93: 179-82.

3. Ianelli C, Benjamin RJ. Pathogen Inactivation. In: Stowell CP, Dzik W, editors. Emerging technologies in transfusion medicine. Bethesda: American Association of Blood Banks; 2003; p. 287-322.

4. Cook D, Merrit JE, Nerio A, *et al*. Frangible compounds for pathogen inactivation. United States patent 6, 093, 725, 2000.

5. Cook D, Stassinopoulos A, Merritt J *et al*. Inactivation of pathogens in packed red blood cell (PRBC) concentrates using S-303. Blood 1997; 90 Suppl: 409a.

6. Hanson D, Propst M, Dupuis K *et al*. High titer leukocyte inactivation in INTERCEPT red blood cells (RBC). Transfus Clin Biol. 2001; 8 Suppl: 45s.

7. Clark B, Castro G, Stassinopoulos A. Treatment with Helinx (r) technology does not affect the ability of red blood cells to overcome oxidative stress. Transfusion. 2003; 43: 9A.

8. Corash L, Lin L. Novel processes for inactivation of leukocytes to prevent transfusion-associated graft-versus-host disease. Bone Marrow Transplant. 2004; 33: 1-7.

9. Dodd RY. Pathogen inactivation: mechanisms of action and *in vitro* efficacy of various agents. Vox Sang. 2002; 83 Suppl: 267-70.

10. Bianchi G, Bugianesi E, Ronchi M, *et al*. Glutathione kinetics in normal man and in patients with liver cirrhosis. J Hepatol. 1997; 26: 606-13.

11. Hess JR and Greenwalt TG. Storage of red blood cells: new approaches. Transfus Med Rev. 2002; 16: 283-95.

12. Hogman CF, Meryman HT. Storage parameters affecting red blood cell survival and function after transfusion. Transfus Med Rev. 1999; 13: 275-96.

13. Dern RJ, Brewer GL & Wiokorski JJ. Studies on preservation of human blood. The relationship of erythrocyteadenosine triphosphate levels and other *in vitro* measures to red cell storageability. J Lab Clin Med. 1967; 69: 968-78.

14. Beutler E: Erythrocyte metabolism and its relation to the liquid preservation of blood, in Petz LD, Swisher SN (eds). Clinical Practice of Transfusion Medicine. New York, Churchill Livingstone, 1989; 271-96.

15. Ríos Jorge A, Hambleton Julie, Viele Maurene, *et al*. Viability of red cells prepared with S-303 pathogen inactivation treatment. Transfusion. 2006; 46: 1778-786.

16. Wages DS, Hambleton J, Viele M, *et al.* RBCs treated with Helinx pathogen inactivation show comparable recovery and survival to standard RBCs in a randomized crossover trial (abstract). Blood 2001; 98: 449a.

17. Benjamin RJ, McCullough J, Mintz PD, *et al.* 2005. Therapeutic efficacy and safety of red blood cells treated with a chemical process (S-303) for pathogen inactivation: a Phase III clinical trial in cardiac surgery patients. Transfusion 2005; 45: 1739-749.

18. Conlan MG, Stassinopoulos A, Garraty G, *et al.* Antibody formulation to S-303 treated RBCs in setting of chronic RBC transfusion. Blood 2004; 104: 112a.

19. Stassinopoulos A, Schott MA, Castro GM, *et al.* Elimination of immunoreactivity of red cells treated with a modified S-303 pathogen inactivation process. Blood 2004; 104: 738a.

20. Conlan MG, Garraty G, Castro G, *et al.* Antibodies to S-303 treated RBC prepared with the original treatment process for pathogen inactivation do not react with RBC prepared with a modified S-303 treatment process (abstract). Blood 2005; 106: 130a.

Capítulo 7

Prevención de la transmisión del CMV por transfusión

Mercedes Corral Alonso

Servicio de transfusión
Hospital Universitario de Salamanca
Salamanca

Dirección para correspondencia
Hospital Universitario de Salamanca
Dra. Mercedes Corral Alonso
Pº de San Vicente, 58-182
37007 Salamanca
mercoral@usal.es

1   Introducción

El citomegalovirus (CMV) es un virus con cubierta y doble hélice de ADN perteneciente a la familia de los β herpes virus que infecta únicamente a los humanos.

Las vías de transmisión del CMV incluyen los líquidos corporales, la transmisión vertical madre-feto o recién nacido, la transmisión sexual, el trasplante de progenitores hematopoyéticos y de órganos sólidos, y la transfusión de componentes sanguíneos (CS).

Se han descrito tres modelos de infección por CMV: infección primaria, reactivación y re- o coinfección.

La infección primaria en la mayoría de los receptores inmunocompetentes es asintomática, o semanas después de la exposición, el enfermo puede desarrollar un cuadro clínico semejante a la mononucleosis, con fiebre, mialgias, malestar, disfunción hepática etc., que es autolimitado.

La enfermedad más grave se produce en los enfermos con algún grado de afectación del sistema inmune, y se asocia con altos niveles de virus en los órganos infectados, en la sangre y los fluidos corporales. La forma más grave de enfermedad clínica es la infección primaria por CMV en los enfermos inmunosuprimidos, en los que produce un cuadro febril agudo, que incluye afectación multiorgánica, neumonía, afectación gastrointestinal, del SNC, retinitis, etc., y en los que, a pesar del tratamiento antiviral, puede ser mortal. La gravedad de la infección por CMV se correlaciona con el grado de inmunosupresión del enfermo y con la comorbilidad asociada, el estado serológico CMV del enfermo y, en el contexto del trasplante, el estado serológico CMV del donante.

No existe replicación viral activa; sin embargo, los individuos infectados permanecen con el CMV latente toda la vida; el genoma viral se mantiene sin producción activa de viriones infecciosos, pero en algún momento posterior puede activarse y causar la enfermedad.[1] No están perfectamente definidos los lugares de persistencia del virus, que probablemente incluyen las células progenitoras hematopoyéticas CD 34+, los progenitores mieloides más diferenciados que coexpresan CD 33/15 en la médula ósea (MO) y las células mononucleadas de la línea monocito-macrófago que expresan CD 14 en sangre periférica.[2]

La prevalencia de seropositividad para el CMV es dependiente de la edad. El CMV puede adquirirse precozmente en la infancia, a través de la alimentación materna en el puerperio, o de otros niños, y la prevalencia de la infección continúa elevándose con la edad. La infección por CMV varía en los diferentes países, e incluso en las regiones del mismo país, con frecuencia en relación con el nivel socioeconómico; en la población adulta en los países desarrollados, la prevalencia de antiCMV es del 50 a más del 90 %.

Las personas infectadas por CMV pueden identificarse mediante la detección de anticuerpos antiCMV, excepto en la fase de preseroconversión de la infección primaria.

No todos los individuos infectados tienen replicación viral suficiente como para ser «infecciosos», ni en todos los casos el virus es detectable en sangre periférica. Al igual que sucede con todos los virus herpes, pueden producirse brotes de replicación viral asociados a infecciones intercurrentes, estrés, activación inmune o cualquier causa de inmunosupresión que permita al CMV escapar al control inmunológico.

En la transmisión por transfusión, el objetivo primario es evitar la transmisión del CMV a receptores CMV seronegativos que tienen riesgo de desarrollar una enfermedad grave.

2   Infección por CMV asociada a la transfusión

Solamente se ha documentado la infección primaria por CMV asociada a la transfusión de componentes sanguíneos (CS), que se produce en receptores CMV seronegativos y puede detectarse por la seroconversión (anticuerpos antiCMV IgM seguidos de anticuerpos IgG), y la viruria.

Los leucocitos son el vehículo del CMV en los componentes sanguíneos. Para que un receptor de CS adquiera el CMV tiene que ser expuesto a leucocitos del donante que estén infectados por CMV; el CMV tiene que ser reactivado en los leucocitos, probablemente a través de las citocinas generadas en la transfusión alogénica; y, además, los leucocitos tienen que sobrevivir en el receptor el tiempo suficiente para liberar virus infeccioso. La viremia en el plasma puede también explicar algunos casos de CMV transmitido por transfusión.[1]

Ni la infección por reactivación ni la infección por cepas secundarias se han documentado como resultado de la transfusión de componentes sanguíneos CMV positivos en receptores CMV positivos, pero hay datos que no permiten excluir esta posibilidad (algo que se ha demostrado en enfermos con el VIH). Sin duda, en la reactivación y en la reinfección con otra cepa influye decisivamente la inmunidad CMV que tenga el enfermo.

Mientras que en el receptor de transfusión inmunocompetente CMV seropositivo la reactivación del CMV en los leucocitos del donante es probablemente controlada directamente por la respuesta inmune persistente, en los enfermos con inmunosupresión grave esta función de control falla.[3] Los acontecimientos que inducen la reactivación pueden tener lugar en el donante, antes de que sus CS sean transfundidos, durante el almacenamiento de los mismos tras la colecta, o en el receptor tras la transfusión. La latencia y reactivación del CMV no están totalmente clarificadas, pero hay datos nuevos referentes a la persistencia del CMV que son relevantes en relación con la infección CMV asociada a transfusión.[4] El CMV latente parece estar confinado a los monocitos CD 14+ en SP y a las células CD 34+, CD 33+ en MO de los donantes seropositivos sanos. El genoma del CMV se mantendría en las células de forma quiescente, y si son expuestas a un medio de citocinas proinflamatorias, se reactivarían el virus y su replicación.[5] La reacción alogénica que supuestamente se produce tras la transfusión de CS no leucorreducidos, parece ser un estímulo muy eficaz para este proceso de reactivación, donde el interferón γ sintetizado desempeña un papel crítico. Otros mecanismos implicados en la reactivación del CMV incluyen la inflamación sistémica asociada con la liberación de interferón α, el estrés asociado con niveles plasmáticos elevados de catecolaminas y el uso de algunos medicamentos. Hay también datos de que la reactivación no sólo se produce en enfermos seropositivos inmunosuprimidos, sino en donantes sanos seropositivos, en los que se ha observado una frecuencia de 0,1 a 3 % de células T efectoras específicas de CMV en SP, lo que sugiere que existe una interacción frecuente entre el virus y el sistema inmune en un contexto de reactivación endógena de bajo nivel. La frecuencia con que se produce la reactivación de CMV en donantes de sangre, y si ello tiene algún efecto sobre el riesgo de la infección transmitida por transfusión son cuestiones no resueltas.

En definitiva, una cuestión clave en relación con la infección por CMV transmitida por transfusión sería clarificar si dicha infección en el receptor transfundido es el resultado de recibir CS de donantes CMV que se hallan en la fase inicial de la infección y en los que está produciéndose la seroconversión, si se asocia a componentes de donantes que sufren reactivación del CMV, en cuyo caso debería identificarse un subgrupo infeccioso de donantes; o si la infección por CMV es el resultado de la transfusión de virus latente en los CS que en el receptor se reactiva, en cuyo caso el estudio de los donantes para otros aspectos que no sean los de la mera exposición al virus (es decir, el escrutinio de anticuerpos) sería irrelevante, dado que serían los factores del receptor más que los dependientes del donante los que definirían el riesgo.

Los intentos de identificar un subgrupo de donantes de sangre «infeccioso» a través de la «viruria» del donante y la IgM CMV específica, han dado resultados contradictorios respecto al riesgo de transmisión. Tampoco hay datos definitivos respecto a si la detección del CMV DNA constituye una herramienta más fiable para la detección de los donantes infecciosos.[6,7]

Es muy importante no olvidar los datos históricos de la elevada frecuencia de transmisión de CMV a través de exanguinotransfusión en los neonatos,[8] que, como ocurría en los receptores de transfusiones de granulocitos,[3] sugiere que puede transmitirse la infección si se transfieren un número suficiente de células de donantes seropositivos, siempre que, además de un ambiente apropiado para promover la reactivación en el receptor, haya un período de microquimerismo que permita la reactivación del CMV en las células del donante antes de que sean destruidas.

Lo más probable es que, tanto los donantes que sufren infección primaria como aquellos en los que se produce la reactivación de CMV, como la reactivación de CMV infeccioso en el receptor tras la transfusión de leucocitos infectados por CMV latente, contribuyan globalmente a la infección CMV asociada a la transfusión. Es muy interesante el hecho de que los enfermos CMV seropositivos parecen beneficiarse de recibir células progenitoras hematopoyéticas de donantes CMV seropositivos. La supervivencia global a los cinco años postrasplante, la supervivencia libre de enfermedad, y la mortalidad relacionada con el trasplante mejoraban cuando se comparaban con la de receptores de progenitores hematopoyéticos de donantes no relacionados CMV negativos. Este efecto beneficioso parece que es mediado por las células T del donante, en concreto con un subgrupo de células T de memoria CMV específicas, porque el efecto protector no se observaba en los trasplantes donde el injerto se deplecionaba de células T.[9]

Para optimizar las estrategias de prevención habría que aclarar la importancia relativa de cada uno de estos mecanismos de transmisión.

3   Riesgo de infección y enfermedad por CMV transmitida por transfusión (CMV-TT)

La tabla 1 enumera los grupos de receptores CMV seronegativos que tienen alto riesgo de ser infectados y desarrollar enfermedad grave por CMV-TT.

• Receptores de trasplante de progenitores hematopoyéticos. Alogénico o autólogo
• Fetos o neonatos de bajo peso
• Receptores de órganos sólidos
• Enfermos VIH positivos
• Enfermos con cáncer
• Enfermos en tratamiento inmunosupresor de linfocitos T: (fludarabina, antiCD 52)
• Enfermos en tratamiento con modificadores de la respuesta biológica (alemtuzumab)

Tabla 1. Enfermos con riesgo de desarrollar enfermedad por CMV transmitida por transfusión.

El riesgo de que el enfermo desarrolle enfermedad por CMV cuando los componentes sanguíneos (CS) transmiten una infección primaria depende de:

– la carga viral de los CS,
– el estado de inmunosupresión del enfermo,
– las medidas preventivas tomadas contra el CMV.

En relación con el tipo de CS, el riesgo de transmisión de infección por CMV está relacionado probablemente con el número de leucocitos presentes en el CS. La concentración de leucocitos en componentes no leucorreducidos es 10 veces mayor en los concentrados de hematíes (CH) que en los concentrados de plaquetas (CP); sin embargo, en general, los enfermos que reciben transfusiones de plaquetas son transfundidos con mucha frecuencia, por lo que finalmente se exponen a un número más elevado de leucocitos, y la transmisión del CMV asociada a la transfusión es mayor en los receptores de plaquetas.[10] Debido a la baja contaminación del plasma con leucocitos, su asociación a infección por CMV es poco significativa.

El riesgo de enfermedad por CMV transmitida por transfusión (CMV-TT) en enfermos inmunocompetentes es bajo (0,9 %). Las mujeres embarazadas CMV seronegativas que resultan infectadas por transfusión tiene una probabilidad del 35-50 % de transmitir el CMV al feto durante los dos primeros trimestres del embarazo, lo que puede seguirse en el 10-15 % de los fetos de enfermedad grave con daño neurológico, y en otro 5-15 % de diferentes secuelas en el neonato.

Los neonatos que reciben transfusiones, especialmente los de bajo peso, son un grupo también de alto riesgo de morbi-mortalidad por infección CMV asociado a transfusión debido al desarrollo aún incompleto del sistema inmune. Son sobre todo vulnerables los neonatos de madres CMV seronegativas y que pesan menos de 1.250 g en el momento de nacer. Se han comunicado incidencias muy variables de infección CMV asociada a transfusión en el neonato de madres seronegativas, desde 0 hasta 21,4 % en el neonato normal, y de 0 a 32 % en el de bajo peso. El manejo transfusional actual explica que las tasas de seroconversión y la enfermedad CMV en el neonato sean mucho más bajas que las previamente comunicadas.[4,8,11]

Los estudios de eficacia del uso de CS CMV seronegativos y CS leucorreducidos en el neonato son difíciles de evaluar, pero los hechos son que con el uso de ambas políticas se ha eliminado prácticamente el CMV-TT en los neonatos. Dado que parece que la transferencia pasiva de anticuerpos desde la madre, como de los CS procedentes de donantes seropositivos, puede aportarles alguna protección, en opinión de Preitsakis[12] la política de usar CS leucorreducidos en pretérminos y neonatos podría tener alguna ventaja sobre los CS seronegativos.

Lo indudable es que el feto y los neonatos constituyen un grupo de enfermos a los que debe aportarse el mayor grado de protección posible.

Se ha estudiado extensamente la importancia de la infección primaria por CMV transmitida por transfusión (CMV-TT) en enfermos trasplantados, especialmente en receptores de trasplante alogénico o autólogo de progenitores hematopoyéticos de sangre periférica o médula ósea.[3,13,14] La gravedad de la infección por CMV se correlaciona directamente con la intensidad de la inmunosupresión en el enfermo, la comorbilidad asociada y su estado serológico CMV, así como el de sus donantes de los progenitores hematopoyéticos y de los componentes sanguíneos.

La incidencia de infección CMV transmitida por transfusión en los receptores de progenitores hematopoyéticos alogénicos CMV seronegativos, oscila entre el 32 y el 37 % (hasta el 50 % en algunas series). El control de la infección primaria y de la enfermedad CMV en los enfermos postrasplante constituye una de las preocupaciones importantes de los hematólogos, pese a que la vigilancia postrasplante de la antigenemia CMV y el uso de tratamiento antiviral (ganciclovir) han reducido la incidencia y gravedad de la enfermedad. El trasplante alogénico con algún grado de incompatibilidad es la situación de mayor riesgo de enfermedad CMV grave; esto se debe a que los requerimientos transfusionales son más elevados, el grado de inmunosupresión del enfermo es profundo y casi siempre se asocia a enfermedad de injerto contra huésped (EICH).[3,13]

La transfusión de componentes sanguíneos no estudiados para CMV en receptores de trasplante hematopoyético autólogo se ha seguido de una incidencia de infección primaria CMV del 23 %.

Hasta el 25 % de los receptores de órganos sólidos CMV seronegativos sufren infección primaria transmitida por transfusión, y una proporción pequeña de ellos desarrollará enfermedad por CMV grave; sin embargo, el factor de riesgo más importante para el desarrollo de esta enfermedad en los receptores de trasplante de órganos sólidos es la exposición primaria al CMV. Los receptores seronegativos que adquieren la infección vía transfusión de componentes sanguíneos tienen enfermedad menos grave que quienes adquieren la infección de los órganos trasplantados. La incidencia de la infección en los receptores de los distintos órganos (riñones, hígado, pulmones y corazón), ha sido estudiada, y al igual que en los neonatos, la incidencia es muy variable en función del órgano trasplantado, pero es variable también en el mismo grupo: 0 a 20 % en los riñones, 0 a 100 % en el hígado, 0 a 26 % en el corazón y 0 a 33 % en doble trasplante corazón/pulmones.[15]

La incidencia e importancia de la infección primaria por CMV transmitido por transfusión en los enfermos con cáncer no trasplantados es menos conocida. Entre los adultos con leucemia aguda se ha comunicado una incidencia de enfermedad por CMV del 2,9 %, siendo las tasas de mortalidad en ese grupo de enfermos de hasta el 57 %.

Hay también un aumento del riesgo de infección y enfermedad por CMV en enfermos con linfoma que reciben tratamiento inmunosupresor de células T con fludarabina, o tratamiento con anticuerpos antiCD 52 (Campath), tratamiento con modificadores de la respuesta biológica etc.[13]

En los enfermos infectados por el VIH se desconocen las tasas de infección por CMV adquirida por transfusión, pero si ésta se produce puede potenciar la replicación del virus VIH y, por tanto, facilitar la progresión del SIDA.[16]

Hay datos recientes de que la infección por CMV puede producir, además del «síndrome viral», una afectación más general de la respuesta inmune celular; la infección de células dendríticas con CMV podría actuar sobre el Complejo Mayor de Histocompatibilidad clases I y II, generando el retraso de la reconstitución inmune que se observa en los receptores de progenitores hematopoyéticos que se infectan por CMV.[17] También el efecto inmunomodulador de la infección primaria CMV, independiente de la morbilidad directamente asociada al CMV, podría explicar el aumento en el riesgo de mortalidad por infecciones bacterianas y fúngicas de los receptores CMV seronegativos de trasplante de progenitores hematopoyéticos de donantes CMV seropositivos

(18,3 %), frente al 9,7 % de mortalidad en los receptores de donantes CMV seronegativos.[18]

La patogénesis de la infección CMV transmitida por transfusión es compleja, siendo múltiples los factores del donante y del receptor que determinan el riesgo de que se produzca y de la gravedad de la misma. Esta complejidad explica la gran variación en las tasas de infección CMV-TT incluso en grupos de enfermos de riesgo bien definido. Es difícil, por tanto, valorar las diferentes tasas de transmisión y enfermedad entre los diversos estudios; unas veces, sólo reflejan distinta sensibilidad y especificidad de las pruebas utilizadas en la detección de la infección, y otras, la heterogeneidad de los receptores incluidos. Extrapolar un riesgo específico a un componente específico es igualmente difícil, así como extrapolar de una población a otra la eficacia de una estrategia concreta de prevención.

4   Prevención de la infección por CMV transmitida por transfusión (CMV-TT)

La prevención de la infección por CMV transmitida por transfusión plantea aspectos muy diferentes de los asociados a otras infecciones transmitidas por transfusión. La primera diferencia del CMV con respecto a otros patógenos es la alta prevalencia de anticuerpos CMV en donantes, que se incrementa con la edad, y que en el adulto puede ser superior al 90 %, lo que hace inviable la eliminación como donantes de los individuos infectados, práctica habitual en relación con el control de otras enfermedades infecciosas transmisibles por transfusión (VHB, VHC, VIH, etc.).

La persistencia de la infección latente en células de línea hematopoyética en todos los individuos infectados por CMV, que hace posible la reactivación del virus y que el donante se convierta en infeccioso, es otra diferencia importante.

Los acontecimientos que inducen la reactivación del CMV pueden tener lugar en el donante, o en los componentes sanguíneos durante el almacenamiento de los mismos tras la colecta, o en el receptor tras la transfusión.

La prevención actual de la transmisión de la infección por CMV por transfusión de componentes sanguíneos se basa primordialmente en:

- transfusión de componentes sanguíneos de donantes seronegativos para CMV: «CS seguros»,
- transfusión de componentes sanguíneos leucorreducidos.

La detección viral, la inactivación de patógenos y el tratamiento antiviral preventivo se han planteado también en los últimos años como alternativas de prevención.

Los estudios que han documentado el grado de eficacia y la seguridad en la prevención de cada uno de estos métodos, en las distintas poblaciones de enfermos con riesgo de desarrollar enfermedad por CMV grave, son numerosos, pero sigue sin existir un acuerdo respecto a la superioridad o equivalencia de uno sobre los demás.

En resumen, en la situación actual cada una de las estrategias de prevención puede ser selectivamente la mejor cuando se evalúa en función del riesgo de las diferentes poblaciones de enfermos, y se considera el costo asumible.

4.1 Detección de anticuerpos antiCMV en donantes de CS

La primera estrategia de prevención de la infección de CMV transmitida por transfusión fue estudiar anticuerpos CMV en los donantes, y usar CS procedentes de donantes CMV seronegativos en el tratamiento de los enfermos con riesgo de desarrollar enfermedad CMV grave. La eficacia de esta política quedó establecida a finales de los años ochenta y principios de los noventa, del siglo pasado, constituyendo el estándar en la prevención de la infección CMV-TT durante esa década.[19]

Las pruebas de detección serológicas actualmente disponibles son sensibles, específicas, rápidas y permiten la automatización para el escrutinio de un número elevado de muestras; sin embargo, tienen algunas limitaciones (véase la tabla 2), una de las cuales es la posibilidad de que el donante esté en el período «ventana» (silencio serológico entre la infección con CMV y la seroconversión).

• Fallo para detectar el período ventana
• Fallo para detectar variaciones genotípicas del virus
• Resultados discrepantes en diferentes técnicas
• Asignación errónea de resultados serológicos al donante

Tabla 2. Limitaciones del escrutinio serológico de antiCMV en donantes.

La duración del período ventana y la evolución de la viremia en la infección aguda no están bien caracterizadas.

El uso de pruebas que detecten anticuerpos IgM y, por tanto, infección reciente, puede acortar este período y detectar la infección antes de que se produzca la seroconversión IgG. Es, pues, necesario seleccionar pruebas de laboratorio que detecten de forma eficiente anticuerpos IgM e IgG.

La prevalencia comunicada de CMV-IgM es muy variable, y la sensibilidad y especificidad de este marcador para predecir infectividad se consideran muy pobres.

Otra limitación de las pruebas serológicas es que existan resultados discrepantes incluso entre pruebas serológicas teóricamente sensibles y específicas, por lo que no son infrecuentes los resultados falsamente positivos y falsamente negativos. Roback y cols.[20] observaron resultados discrepantes en el 7 % de las muestras de donantes estudiadas para anticuerpos CMV por técnicas de escrutinio comerciales, de uso habitual en los centros de donación. La variación genotípica del virus con anticuerpos no detectables por la prueba de cribado usada, o la oscilación de la concentración de los anticuerpos que se ha demostrado que se produce a lo largo del tiempo, incluso asociada a la concentración de polen en la atmósfera,[21] por lo que en determinados momentos el título puede ser demasiado bajo para su detección, pueden explicar los resultados falsos negativos.

Otra posibilidad con la que hay que contar es con el riesgo de una asignación serológica, positiva o negativa, incorrecta a un donante.

Es indudable que diferentes métodos tienen diferentes niveles de sensibilidad; por ejemplo, usando técnicas de inmunofluorescencia el riesgo de falsos resultados negativos es de aproximadamente el 4 %, pero puede alcanzar el 25 % si se usan pruebas de laboratorio basadas en la fijación del complemento, por lo que es muy importante la selección y validación de las pruebas de cribado.

En el año 2005, Vamvakas publicó una revisión y un metaanálisis de la literatura en relación con la eficacia de los CS seronegativos *versus* CS leucorreducidos en prevención de una infección por CMV asociada a transfusión.[22] Once de los estudios publicados hasta esa fecha reunían un total de 829 receptores de componentes sanguíneos CMV seronegativos, de los cuales, 674 habían recibido trasplante autólogo o alogénico de progenitores hematopoyéticos. De ellos, doce enfermos (1,45 %) desarrollaron infección por CMV; once de los receptores infectados eran del grupo de trasplante de progenitores hematopoyéticos, lo que suponía el 1,63 % de todos los receptores de este grupo.[32] En cuatro de los siete estudios controlados de uso de componentes sanguíneos CMV seronegativos, se demostró su beneficio cuando se comparaba con el uso de CS no estudiados y no leucorreducidos. Los componentes sanguíneos CMV seronegativos se asociaron a una reducción de un 93,1 % en el riesgo de infección por CMV (OR = 0,069; CI 95 %, 0,037-0,128; p < 0,05).

Dado que las diferencias absolutas en las tasas de infección cuando se comparaban los grupos receptores de CS CMV seronegativos con el grupo control eran consistentes, el beneficio de usar CS seronegativos para CMV cuando se comparaba con el uso de CS no estudiados quedaba demostrado. Se observó también que persistía un bajo riesgo residual de infección por CMV no evitable con CS CMV seronegativos, sobre todo en el grupo de enfermos sometidos a trasplante de progenitores hematopoyéticos, posiblemente porque, como se ha comentado, algunos donantes tipados como CMV seronegativos están en realidad infectados por CMV y pueden transmitir el virus a los receptores.

En dos estudios llevados a cabo en receptores de progenitores hematopoyéticos CMV seronegativos, el uso de CS seronegativos redujo la incidencia de infección primaria por CMV-TT del 32 al 3 % y del 32 al 4 %, respectivamente. La incidencia en este grupo de enfermos en las distintas series comunicadas se sitúa entre el 0-7 %; el efecto ha sido similar en receptores de órganos sólidos CMV seronegativos.

El riesgo residual de enfermedad por CMV clínicamente importante es más bajo que el riesgo de transmisión de la infección, pero no se dispone de datos que cuantifiquen este nivel de riesgo. Por otra parte, que un enfermo seronegativo para CMV en las determinaciones pretransfusionales se seroconvierta postransfusionalmente no significa necesariamente que la transfusión sea la causa de la seroconversión, pues no resulta infrecuente que existan otras fuentes de infección.

4.2   Uso de componentes sanguíneos leucorreducidos

Las dificultades logísticas para disponer de suficiente número de donantes CMV seronegativos en poblaciones con alta prevalencia de CMV, así como la disfuncionalidad de tener inventarios separados con CS CMV- y CMV+, llevó a investigar vías alternativas de prevención.

El conocimiento de que el CMV se encontraba fundamentalmente en los monocitos de SP condujo a la hipótesis de que, a través de la reducción de los leucocitos en los CS, podría reducirse la incidencia de infección por CMV transmitida por transfusión.

Los estudios clínicos llevados a cabo en diferentes poblaciones de enfermos demostraron que con niveles de reducción de leucocitos de al menos 3 logs. (el estándar en Europa para componentes sanguíneos leucorreducidos es de $< 1 \times 10^6$ leucocitos/unidad) se producía una reducción significativa del riesgo de transmisión de CMV (en torno al 93 %), y fueron el punto de partida de la generalización del uso de CS leucorreducidos en enfermos de alto riesgo.[10] Recientemente, Visconti y cols.[23] demostraron la reducción por filtración de 1,6 logs. de CMV DNA en concentrados de plaquetas, y 2,96 logs. en sangre total.

Con determinados separadores celulares podían también obtenerse componentes de plaquetas de donante único, con niveles de leucorreducción equiparables a los conseguidos mediante filtración.[21]

Vamvakas, en su revisión y metaanálisis de 2005,[22] analiza 12 estudios que controlaron un total de 878 receptores que habían recibido CS leucorreducidos para la prevención de CMV-TT; 24 de ellos (2,73 %) desarrollaron infección, de los cuales 21 eran receptores de trasplante de progenitores hematopoyéticos, un 3,01 % (21/697) del total de los receptores incluidos trasplantados con progenitores hematopoyéticos. Al igual que con el uso de CS CMV seronegativos, las tasas de enfermedad CMV clínicamente importante son más bajas, pero no se tienen datos exactos en relación con este punto.

Son muchos los factores que influyen en la eliminación eficiente de los leucocitos en los CS, y por tanto, en la eficacia de los CS leucorreducidos en prevención de infección por CMV transmitida por transfusión (véase la tabla 3). La fiabilidad de los filtros de leucorreducción es esencial, pero además de las propiedades del filtro utilizado, los leucocitos residuales en el CS transfundido, las características del propio CS que se filtra (método de producción, que determina el número de leucocitos que contaminan el CS prefiltración), el período de almacenamiento del CS antes de proceder a su filtración, el

<table>
<tr><td>• Se desconoce el umbral por debajo del cual un componente sanguíneo será «seguro» en relación con CMV</td></tr>
<tr><td>• La leucorreducción deja hasta 106 leucocitos/unidad</td></tr>
<tr><td>• La eficiencia de la leucorreducción se afecta por múltiples variables:
  – del CS: contaminación inicial por leucocitos
  – del filtro
  – del separador de células
  – del manejo de los filtros/separadores</td></tr>
</table>

Tabla 3. Limitaciones de la leucorreducción en prevención de transmisión de CMV por transfusión.

que el CS se filtre en cabecera, la temperatura a la que se lleve a cabo la filtración del CS, la velocidad del flujo durante la filtración, etc., condicionan el resultado final.

Por otra parte, no todos los filtros de leucorreducción tienen la misma eficacia de eliminación para las distintas subpoblaciones de leucocitos, y por tanto, diferentes filtros pueden tener diferentes niveles de eficacia en la eliminación del subtipo de leucocitos (fundamentalmente, células CD 14+) portador de CMV, aunque la eficacia global de eliminación de leucocitos sea la misma. Además, los filtros de leucorreducción no son eficaces frente a CMV «libre», no asociado a leucocitos, o a restos de leucocitos infectados rotos.[3]

La implantación de la leucorreducción universal en los años 1998-1999 en un número importante de países europeos, hizo que los CS leucorreducidos se convirtieran en el estándar para la prevención de CMV-TT en la mayoría de los grupos de enfermos con alto riesgo de desarrollar enfermedad.[7,12]

Cuando se valora el coste-eficacia de este método de prevención de infección CMV-TT, deben tenerse en cuenta otras ventajas asociadas a los CS leucorreducidos, fundamentalmente, la reducción del riesgo de transmisión de otros virus asociados a células (virus de Epstein Barr, herpes virus humanos 6, 7 y 8), la reducción del riesgo de aloinmunización a antígenos plaquetarios y eritrocitarios y la reducción de reacciones transfusionales febriles no hemolíticas. Hay un beneficio teórico asociado que sería la transferencia pasiva de anticuerpos CMV del donante, lo que podría resultar especialmente importante en la transfusión de neonatos.

Debe tenerse en cuenta que el riesgo de dañar los hematíes y las plaquetas puede aumentar con los filtros más eficientes.

4.3 *Comparación de la eficacia en prevención de infección por CMV usando CS CMV seronegativos* versus *CS leucorreducidos*

Como se ha analizado en apartados anteriores, numerosos estudios han demostrado la eficacia en reducción de la infección CMV-TT tanto del uso de CS CMV seronegativos como de CS leucorreducidos, pero con cualquiera de los métodos hay un nivel residual de riesgo, y una cuestión que siempre plantean los clínicos es si realmente se trata de métodos equivalentes en eficacia o alguna de las estrategias es superior.[24]

En los neonatos, los estudios de eficacia del uso de CS CMV seronegativos *versus* CS leucorreducidos son difíciles de evaluar, pero los hechos son que con la aplicación de ambas políticas se ha eliminado prácticamente el CMV-TT en ellos. Dado que parece que la transferencia pasiva de anticuerpos desde la madre y de los CS procedentes de donantes seropositivos puede aportarles alguna protección, en opinión de Preitsakis[19] la política de usar CS leucorreducidos en pretérminos y neonatos podría ofrecer alguna ventaja sobre los CS seronegativos.

Hasta el año 2005 tres estudios han comparado receptores de CS seronegativos *versus* CS leucorreducidos.[22] En 1995, Bowden[10] comunicó los resultados del único estudio aleatorizado comparando la eficacia en prevención de CMV-TT del escrutinio serológico de los donantes *versus* la reducción de leucocitos en los CS. El estudio evaluó 502 receptores de trasplante de médula ósea (303 alogénicos, 196 autólogos y dos singénicos); la leucorreducción se efectuó por filtración en cabecera. Se llevo a cabo el análisis primario de la infección por CMV diagnosticada entre los días 21 y 100 postrasplante. Las infecciones entre los días 0 y 20 se excluyeron del análisis primario, porque en ese período deberían representar las infecciones adquiridas por el enfermo antes del trasplante, o la reactivación de una infección latente que no se había detectado antes de su entrada en el estudio. Las tasas de transmisión de infección de CMV-TT fueron consideradas por los autores similares (2,4 % en los enfermos que recibieron CS leucorreducidos *versus* 1,3 % en los que recibieron CS CMV seronegativos, p = 1). Basados en su análisis, los autores concluyeron que los CS CMV seronegativos y los CS leucorreducidos por filtración tenían un riesgo equivalente en relación con la infección de CMV-TT

Cuando se analizaban los datos desde el día del trasplante, una mayor proporción de los enfermos que habían recibido los CS filtrados desarrollaron enfermedad por CMV (2,4 %, *versus* 0 en el grupo de los que recibieron CS seronegativos).

Los autores concluyeron que los dos métodos (CS CMV seronegativos y CS leucorreducidos) eran equivalentes en términos de prevención de infección CMV-TT, lo que influyó decisivamente en la sustitución en numerosos centros de los CS CMV- seronegativos por CS leucorreducidos para la prevención de CMV-TT. La interpretación de los resultados del estudio de Bowden es complicada y, de hecho, generó controversia. Muy representativa de lo controvertido del análisis de Bowden es la carta de Landaw y cols. en *Blood*,[25] que, reanalizando los datos del estudio de Bowden, consideraron que lo que demuestran es más bien la posibilidad real de que usando CS leucorreducidos en lugar de seronegativos aumente el riesgo de enfermedad CMV grave en los receptores de progenitores hematopoyéticos.

Desde 1995, otros estudios han avalado la equivalencia en protección frente a infección CMV-AT de los CS CMV seronegativos y los CS leucorreducidos. Pamphilon y cols. (1999)[19] no observaron ningún caso de infección CMV en 114 receptores de CS seronegativos, ni en 62 receptores de CS leucorreducidos (ambos grupos eran enfermos sometidos a trasplante de progenitores hematopoyéticos). Ronghe y cols.,[14] en un estudio retrospectivo en el que analizaron el cambio en la política de prevención de usar plaquetas CMV seronegativas a usar plaquetas leucorreducidas obtenidas a partir de *buffy-coat* o plaquetas de aféresis, no encontraron ningún aumento en la infección de CMV transmitida por transfusión, en un grupo grande de enfermos sometidos a trasplante alogénico de progenitores hematopoyéticos.

En 2003, Nichols y cols. publicaron en *Blood*[26] un estudio elaborado en una cohorte de 807 enfermos CMV seronegativos sometidos a trasplante de progenitores hematopoyéticos (242 autólogo, 230 alogénico, 330 no emparentados). El objetivo primario del estudio era determinar la incidencia de infección por CMV asociada a transfusión (CMV-AT) usando CS CMV seronegativos o CS leucorreducidos. Los autores compararon la incidencia de infección por CMV adquirida por transfusión en dos períodos. En el primero (mayo de 1994 a noviembre de 1996), los enfermos recibieron transfusiones de CS CMV seronegativos si estaban disponibles; si no, se les transfundía con CS leucorreducidos; en el segundo (diciembre de 1996 a febrero de 2000), todos los enfermos continuaron recibiendo CH CMV seronegativos, pero también recibieron plaquetas de aféresis leucorreducidas, no filtradas. La mayor parte de los CS usados en los dos períodos se obtuvieron de donantes CMV seronegativos. Los CH filtrados de donantes CMV positivos transfundidos en el segundo período fueron el 1,5 % de todos los CH transfundidos, y el 15,8 % de los CP leucorreducidos procedían de donantes CMV positivos. El riesgo de infección CMV-TT fue más elevado en el segundo período que en el primero (0 % frente a 1,7 %, p = 0,05), y se observó una fuerte tendencia en la asociación (p = 0,06) entre soporte con CH filtrados e infección por CMV. Los enfermos que recibieron CS leucorreducidos tenían un riesgo más elevado de infección por CMV que aquellos que recibieron exclusivamente CS CMV seronegativos (p = 0,05). El análisis de multivarianza de los enfermos transfundidos en el segundo período identificó los CH leucorreducidos por filtración prealmacenamiento como el predictor primario de infección por CMV adquirida por transfusión.

Los autores concluyen que el uso de CS leucorreducidos se asoció, en los enfermos inmunosuprimidos, a un aumento en la incidencia de infección CMV-TT cuando se comparaba con la asociada a CS CMV seronegativos; este aumento era en especial relevante cuando se usaban unidades de CH filtradas. De los 807 enfermos sólo uno desarrolló enfermedad por CMV y no se produjo ninguna muerte. En su opinión, el abandono de la política de uso de CS CMV seronegativos en prevención de infección CMV-TT era prematuro.

El estudio de Nichols no es aleatorizado; lo elaboran en dos períodos diferentes, y deja abierta la posibilidad de que hubiera factores no identificados que influyeran en los resultados.

Del conjunto de los datos disponibles de otros estudios (Ljungman y cols. 2002,[13] Rhonge y cols. 2002,[14] Foot y cols. 1998[27]), podría concluirse lo siguiente:

Referencia en texto	N.º de enfermos	CS transfundidos
Bowden et al, 1995 (3)	502	CMV seronegativos versus CS leucorreducidos
Lungman et al, 2002 (16)	82	CMV seronegativos y CS leucorreducidos
Nichols et al, 2003 (20)	807	CMV seronegativos o leucorreducidos Plaquetas de aféresis
Foot et al, 1998 (8)	93	CMV seronegativos

Tabla 4. Algunos estudios que han demostrado transmisión del CMV por transfusión de CS CMV seronegativos o leucorreducidos.

- El uso de CS CMV seronegativos y de CS leucorreducidos ha reducido la incidencia de infección CMV-TT en grupos de alto riesgo.
- Ambas estrategias de prevención son imperfectas, pues con ambas persisten casos de infección CMV-TT (véase la tabla 4).
- Si bien los CS filtrados son prácticamente equivalentes en términos de reducción de infección CMV-TT a los CS CMV seronegativos, algunos datos recientes sugieren que las unidades seronegativas pueden tener un beneficio «marginal» en los receptores con el mayor riesgo de resultar infectados y enfermar.
- Cualquier aumento del riesgo de infección por CMV que pudiera asociarse al uso de CS leucorreducidos no significa necesariamente que tenga que asociarse a un aumento en la mortalidad asociada a CMV en el contexto actual del trasplante hematopoyético (monitorización de antigenemia CMV en los enfermos, tratamiento preventivo con ganciclovir, etc.).

Numerosos estudios examinan una y otra vía de prevención, pero su interpretación es difícil, pues no son aleatorizados (con excepción del de Bowden, 1995), no usan un grupo de control o emplean controles históricos, o son retrospectivos. Además, durante los años en que se han llevado a cabo los estudios, las prácticas transfusionales han cambiado, se ha modificado la sensibilidad de las pruebas serológicas, la eficacia de la leucorreducción etc.

Las sociedades profesionales no se ponen de acuerdo en sus recomendaciones. La AABB emitió un comunicado en abril de 1997 en el que establecía que «la leucorreducción por cualquier método capaz de reducir los leucocitos en el CS a < 5 x 10⁶ permite también la reducción de la infección CMV-TT a un nivel, al menos, equivalente al que se obtiene con el uso de CS CMV seronegativos transfundidos a enfermos CMV seronegativos»; y de nuevo, en una actualización de sus recomendaciones en el año 2002,[28] establece que «aunque faltan estudios aleatorizados concluyentes que prueben la equivalencia de los CS CMV seronegativos y los CS leucorreducidos prealmacenamiento… los datos disponibles apoyan el uso de CS leucorreducidos prealmacenamiento en lugar de CS CMV seronegativos, para la prevención de infección por CMV adquirida por transfusión».

En el año 2000 se celebró en Ontario (Canadá) una Conferencia de Consenso sobre la prevención del CMV postransfusional en la era de la leucorreducción universal.[29] La mayoría del panel de expertos (7 de 10) estuvo de acuerdo en los aspectos siguientes:

– Ambos métodos de prevención parecen tener una eficacia similar.
– Ninguno es perfecto.
– Los diseños de los estudios publicados, el pequeño tamaño de las muestras, y los resultados, no permiten decir si uno es claramente superior al otro.
– Se desconoce si tras la implantación de la leucorreducción universal mantener el escrutinio serológico tiene beneficios.

Pese a su análisis, recomiendan (véase la tabla 5) continuar con el escrutinio CMV de los donantes en las poblaciones que consideran de alto riesgo (mujeres embarazadas, fetos que precisen transfusión intrauterina y receptores de trasplante alogénico de progenitores hematopoyéticos), e incluso en las de riesgo moderado (receptores de trasplante de órganos sólidos, enfermos VIH positivos y enfermos que previsiblemente recibirán en el futuro un trasplante de progenitores hematopoyéticos). Sin embargo, consideran que la leucorreducción ha demostrado que evita la infección por CMV en neonatos de bajo peso.

En contraste con la Conferencia de Consenso Canadiense, un panel de expertos de EE.UU. (Ratko y cols., 2001),[30] tras el análisis de los mismos datos, estableció que «los

1. Recomendación claramente establecida • Transfusión intrauterina • Mujeres embarazadas seronegativas (antes del comienzo del parto) • Receptores de trasplante alogénico de progenitores hematopoyéticos, CMV seronegativos
2. Recomendable (aunque no claramente establecida) • Receptores de trasplante de órganos sólidos CMV seronegativos • Enfermos CMV seronegativos que en el futuro pueden recibir trasplante alogénico de progenitores hematopoyéticos • Enfermos VIH positivos, CMV seronegativos
3. No se recomienda en • Receptores de trasplante hematopoyético autólogo • Neonatos
Laupacis A, Brown J, Costello B et al. Prevention of posttransfusion CMV in the era of universal WBC reduction: a consensus statement. Transfusion 2001; 41: 560-69.

*Tabla 5. Recomendaciones de componentes sanguíneos CMV seronegativos en el contexto de la leucorreducción universal. Conferencia de Consenso (Canadá, 2000).**

CS que han sido procesados con los métodos actuales de leucorreducción y se ajustan al estándar son equivalentes a los CS CMV seronegativos».

En Australia[31] disponen de CS CMV seronegativos para:

- Receptores de trasplante de progenitores hematopoyéticos alogénicos o autólogos CMV seronegativos, y enfermos tratados con quimioterapia profundamente inmunosupresora (linfomas y leucemias).
- Receptores de transfusión intrauterina.
- Prematuros o neonatos inmunocomprometidos.
- Mujeres embarazadas que requieren transfusión, al margen de su estado serológico CMV.[8,21]

La posición de la Joint UKBTS / NIBSC Professional Advisory Committee,[32] acerca del uso de CS CMV seronegativos *versus* CS leucorreducidos en enfermos de riesgo (julio de 2005) es la siguiente: «los estudios clínicos disponibles sugieren que la leucorreducción prealmacenamiento logra una seguridad de los CS aceptable en relación con la transmisión de CMV. Aunque los CS leucorreducidos son probablemente comparables a los CS seronegativos con respecto al riesgo de CMV adquirido por transfusión, hasta la fecha, la evidencia para recomendar que se interrumpa el cribado del CMV en el contexto de la leucorreducción es insuficiente. A menos que en el futuro se lleven a cabo estudios prospectivos, controlados y aleatorizados, será difícil responder a esta cuestión».

Vamvakas,[22] tras una revisión de la literatura y del metaanálisis, que trata de responder a la pregunta de si son equivalentes en prevención de infección CMV-TT los CS CMV seronegativos y los CS leucorreducidos, concluye lo siguiente:

- En los países donde no se lleva a cabo la leucorreducción universal de los CS, deberían usarse preferentemente CS CMV seronegativos en los enfermos con alto riesgo de desarrollar enfermedad por CMV.
- En los países donde se efectúa la leucorreducción universal, en el contexto del trasplante de progenitores hematopoyéticos (único grupo en el que se ha demostrado la superioridad), los CS CMV seronegativos / CS leucorreducidos deberían continuar con preferencia sobre los CS leucorreducidos sin escrutinio serológico para CMV.

Al tomar la decisión de suprimir o mantener los inventarios de CS CMV seronegativos tras la introducción de la leucorreducción universal, es imprescindible considerar el riesgo clínico frente a los beneficios, que podrían variar mucho en los diferentes contextos en que deba tomarse la decisión.

4.4 *Detección del CMV*

La existencia de casos residuales de infección CMV-TT en receptores transfundidos con CS CMV seronegativos (1,2 a 1,45 %), podría asociarse a que la tecnología para la provisión de CS CMV «seguros» no era óptima (transmisiones en fase virémica, período ventana, o falsos negativos). Esta incapacidad de la serología para evitar al 100 % la infección CMV-TT con el uso de CS CMV seronegativos ha motivado la puesta en marcha de métodos de detección directa del virus (antígenos virales o ácidos nucleicos virales en sangre periférica). La tecnología NAT, al menos teóricamente, debería ser útil en el «período ventana» y en donantes que están en el momento de la seroconversión aguda; ¿cuántos donantes son?, ¿cuál es su nivel de infección?

Las pruebas de NAT que se han desarrollado han dado resultados variables; en algunos de los estudios, se ha detectado CMV DNA o RNA en donantes sanos tanto CMV seropositivos como seronegativos, pero se desconoce si los CS de donantes CMV seropositivos en los que se detecta CMV DNA o RNA tienen un nivel de riesgo de transmisión de CMV diferente al de los CS de los donantes CMV seropositivos en los que no se detecta CMV DNA o RNA.[20]

Roback y cols. (2003),[20] usando dos ensayos de PCR reproducibles, sensibles y específicos, estudiaron a 1.000 donantes de sangre. El CMV DNA se detectó de forma reproducible sólo en un subgrupo reducido de donantes seropositivos, y no pudo detectarse en donantes seronegativos. Estos investigadores concluyeron que los datos publicados con anterioridad de donantes CMV seronegativos con CMV DNA positivo eran, probablemente, falsos positivos debidos a artefactos técnicos. Sus datos contradicen la necesidad de reemplazar las pruebas serológicas de escrutinio, que han demostrado ser eficaces para identificar a donantes capaces de transmitir infección por CMV, por una tecnología mucho más cara.

Drew y cols. (2003)[6] comunicaron el hallazgo de CMV DNA en el plasma de dos de 192 donantes de los que existía evidencia de seroconversión reciente, y en sólo uno de ellos los anticuerpos antiCMV eran indetectables.

Parece claro que la viremia es baja y persiste muy poco tiempo en los sujetos sanos inmunocompetentes con infección aguda, por lo que se debe ser muy precavido al usar el CMV DNA como marcador auxiliar de la presencia de viriones infecciosos.

La eficacia potencial de la tecnología NAT para la prevención de CMV-TT dista de ser clara; si tuviera algún papel en el escrutinio de donantes con los datos actuales, se limitaría a la detección de los donantes en período ventana, pero ninguna evidencia permite recomendar su implantación para prevenir la infección CMV-TT.

4.5 Inactivación de patógenos

La inactivación de patógenos representa un nuevo enfoque en las estrategias de prevención de transmisión de enfermedades infecciosas por transfusión. Se trata de una estrategia «proactiva», cuyo objetivo es inactivar los patógenos contaminantes sin comprometer la eficacia terapéutica de los CS, y sin producir en el receptor de los mismos efectos adversos.

Los distintos métodos de inactivación de patógenos usan diferentes componentes: el amotosaleno, la riboflavina, la inactina (PEN 110), el azul de metileno o el solvente detergente. En relación con el CMV no se ha demostrado la eficacia en su inactivación con el azul de metileno, la riboflavina, el solvente detergente, el S-303 o el PEN 110.[33]

El método de inactivación fotoquímico, que usa un proceso de tratamiento con el psoraleno amotosaleno ClH, sí ha sido capaz, *in vitro* y en ensayos *in vivo*, de inactivar el CMV en concentrados de plaquetas, tanto el CMV asociado a células como el CMV libre.[11,34] Bajo iluminación con rayos UVA, el amotosaleno establece uniones cruzadas con los ácidos nucleicos impidiendo su replicación. Los microorganismos y los leucocitos que contienen ácidos nucleicos son inactivados. Los estudios preclínicos demostraron que el tratamiento de los CP por este método reducía la infectividad de CMV humano en 5,9 logs; también se demostró su eficacia en la prevención de la infectividad por CMV murino en ratones sensibles al desarrollo de la enfermedad.[9,35] Hay evidencia, por tanto, de que la inactivación fotoquímica puede ser eficaz en la reducción de la incidencia de infección CMV transmitida por transfusión.

El hecho de que inactive ácidos nucleicos hace extensiva la inactivación a otros virus, bacterias, protozoos y a los leucocitos, beneficios adicionales que lo convierten en un método probablemente más costoso/efectivo que aquellos enfocados específicamente a inactivar CMV.

The Canadian Blood Services y Hema-Québec organizaron una conferencia de consenso sobre la inactivación de patógenos, de la que ha sido publicado un informe preliminar en Vox Sanguinis en 2007.[36] El documento aborda diferentes cuestiones que deben considerarse al tomar decisiones en relación con nuevas tecnologías de inactivación de patógenos. La opinión de los expertos es que si el método de inactivación de patógenos es factible y cumple los criterios necesarios de eficacia y seguridad, el hecho de que no esté disponible para todos los componentes sanguíneos no debería evitar su uso en aquellos componentes para los que ha sido probado satisfactoriamente.

Otra de las preocupaciones razonables es el coste añadido que supone la tecnología de inactivación de patógenos, que en cualquier caso debe sopesarse con los beneficios extra que implicaría; entre éstos deben incluirse que evita la necesidad de irradiación gamma para la prevención de la enfermedad de injerto contra huésped asociada a la transfusión, y la posibilidad de eliminar algunas de las pruebas de escrutinio de enfermedades infecciosas preceptivas actualmente.

Si se introdujera la inactivación de patógenos, podría prescindirse de las pruebas serológicas de cribado para CMV.

4.6 *Tratamiento preventivo con antivirales de los receptores con alto riesgo de desarrollar enfermedad tras la infección por CMV-TT*

El tratamiento preventivo con antivirales (ganciclovir, foscarnet, cidofovir y globulina CMV hiperinmune) también se ha valorado como una estrategia para evitar la enfermedad por CMV en los enfermos CMV seronegativos. Dado que estos antivirales tienen elevados niveles de toxicidad, y que sólo un reducido porcentaje de receptores CMV seronegativos resultarán infectados por transfusión, su uso profiláctico en receptores seronegativos no seleccionados no está justificado. La toxicidad de la gammaglobulina hiperinmune CMV es menor, pero su nivel de eficacia cuestiona su recomendación general en prevención.

5   Conclusiones

1. La infección por CMV transmitida por transfusión sigue siendo un riesgo en enfermos comprometidos inmunológicamente.
2. Los leucocitos son el reservorio del virus latente, por tanto, los componentes sanguíneos con la mayor contaminación de leucocitos constituyen los de mayor riesgo para la transmisión de la infección.
3. Tanto la leucorreducción de los componentes sanguíneos como el uso de componentes sanguíneos de donaciones seronegativas para CMV han demostrado su eficacia en la prevención de la infección CMV-TT
4. La superioridad relativa de los componentes sanguíneos CMV seronegativos, «CMV seguros», sigue siendo controvertida.
5. No hay evidencia que permita recomendar utilizar tecnología NAT en el escrutinio de las donaciones para la prevención de la infección CMV-TT.
6. La técnica de inactivación de patógenos por tratamiento fotoquímico es eficaz inactivando el CMV asociado a células y el CMV libre, y por tanto, puede tener un papel superior a otros métodos de reducción de la transmisión de infección CMV asociada a transfusión. Está disponible para componentes de plaquetas y plasma.
7. La profilaxis con antivirales, debido a sus efectos tóxicos, no es un método de prevención que pueda generalizarse.

La elección final de la técnica de prevención debería basarse en la consideración del riesgo individual del enfermo, además de en el coste, eficacia y seguridad de la misma en el medio en que vaya a aplicarse. Los servicios de transfusión, tras el consenso con los servicios clínicos, deben establecer sus políticas locales para el tratamiento transfusional de los enfermos con riesgo de ser infectados por CMV y desarrollar enfermedad clínica.

Al igual que en el caso de los enfermos que reciben CS irradiados, debería registrarse en la ficha transfusional qué política de prevención debe seguirse en el enfermo, y modificarse la actitud transfusional si las condiciones clínicas de éste lo aconsejan.

Bibliografía

1. Joint UKBTS / NIBSC Professional Advisory Committee. Prepared by: Standing Advisory Committee on Transfusion Transmitted Infections. CMV seronegative vs. leucodepleted blood components for a risk recipients. Position Statement. 7 November, 2003. Update: July, 2005.

2. Sia IG and Patel R. New strategies for prevention and therapy of cytomegalovirus infection and disease in solid-organ transplant recipients. Clinical Microbiology Reviews 2000; 13: 83-121.

3. Hillyer CD, Lankford KV, Roback JD *et al.* Transfusion of the HIV seropositive patient: immunomodulation viral reactivation, and limiting exposure to EBV (HHV-4), CMV (HHV-5), and HHV-6, 7, and 8. Transfus Med Rev 1999; 13: 1-17.

4. Vamvakas EC. Is the white cell reduction equivalent to antibody screening in preventing transmission of cytomegalovirus by transfusion? A review of the literature and metaanalysis. Transfus Med Rev 2005; 19: 181-99.

5. Dumont LJ, Luka J, VandenBroeke T *et al.* The effect of leucocyte-reduction method on the amount of human cytomegalovirus in blood products: a comparison of apheresis and filtration methods. Blood 2001; 97: 3.640-647.

6. Ohto J, Ujiie N, Hirai H. Lack of difference in cytomegalovirus transmisions via the transfusion of filtered irradiated and non filtered-irradiated blood to newborn infants in an endemic area. Transfusion 1999; 39: 201-05.

7. Foot AB, Pamphilon D, Caul EO. Cytomegalovirus infection in recipients of related and unrelated donor bone marrow transplants: no evidence of increased incidence in patients receiving unrelated donor grafts. Br J Hemat 1998; 102: 671-77.

8. Roback JD, Drew WL, Laycock ME *et al.* CMV DNA is rarely detected in healthy blood donors using validated PCR assays. Transfusion 2003; 43: 314-21.

9. Ljungman P. Risk of cytomegalovirus transmission by blood products to immunocompromised patients and means for reduction. Br J Haemat 2004; 125: 107-16.

10. Ljungman P, Larsson K, Kumlien G *et al.* Leucocyte depleted, unscreened blood products give a low risk for CMV infection and disease in CMV seronegative allogeneic stem cell transplant recipientswith seronegative stem cell donors. Scand J Infect Dis 2002; 34: 347-50.

11. Slobedman B, Mocarski E. Quantitative analysis of latent human cytomegalovirus. J Vir 1999; 73: 4.806-812.

12. Visconti RM, Pennington J, Garner SF *et al.* Assessment of removal of human cytomegalovirus from blood components by leukocyte depletion filters using real-time quantitative PCR. Blood 2004; 103: 1.137-139.

13. Zhanghellini SB, Boppana SB, Emery VC *et al.* Asymptomatic primary cytomega-

lovirus infection: virologic and immunologic features. J Infect Dis 1999; 188: 702-07.

14. Ratko A, Cummings JP, Oberman H *et al*. Evidence-based recomendations for the use of WBC reduced cellular components. Transfusion 2001; 41: 1.310-319.

15. Roback JD, Su L, Newman JL *et al*. Transfusión-transmitted cytomegalovirus (CMV) infections in a murine model: Characterization of CMV infected donor mice. Transfusion 2006; 46: 889-95.

16. Klein HG, Anderson D Bernardi MJ *et al*. Phatogen inactivation: making decisions about new tecnologies - preliminary report of a consensus conference. Vox Sanguinis 2007; 93: 179-182.

17. Bowden RA, Slichter SJ, Sayers M *et al*. A comparison of filtered leukocyte-reduced and cytomegalovirus (CMV) seronegative blood products for the prevention of transfusion-associated CMV infection after marrow transplant. Blood 1995; 86: 3.598-603.

18. Roback JD, Conlan M, Drew WL *et al*. The role of photochemical treatment with amotosalen and UV-A light in the prevention of transfusion-transmitted cytomegalovirus infections. Transfusion Medicine Reviews 2006; 20: 45-56.

19. Malloy D, Lipton KS. Update on provision of CMV reduced risk cellular blood components. Association Bulletin 2002; 02-04, American Association of Blood Banks, Bethesda, MD.

20. Reesink HW, Engelfriet CP. International Forum, Prevention of posttransfusion cytomegalovirus: leukorreduction or screening? Vox Sang 2002; 83: 72-87.

21. Bryant BJ, Klein HG. Phatogen Inactivation. The definitive safeguard for the blood supply. Arch Phatol Lab Med 2007; 131: 719-33.

22. Nichols WG, Corey L, Gooley T *et al*. High risk of death due to bacterial and fungal infection among cytomegalovirus (CMV) seronegative recipients of stem cell transplants from seropositive donors: evidence for indirect effects of primary CMV infection. J Infect Dis 2002; 185: 273-82.

23. Jordan CT, Saakadze N, Newman JL *et al*. Photochemical treatment of platelet concentrates with amotosalen hydrochloride and ultraviolet A ligt inactivates free and latent cytomegalovirus in a murine transfusion model. Transfusion 2004. 44: 1.159-165.

24. Ferguson D, Hébert PC, Barrington KJ *et al*. Effectiveness of WBC reduction in neonates: what is the evidence of benefit? Transfusion 2002; 42: 159-65.

25. Ronghe MD, Foot ABM, Sayers M *et al*. The impact of transfusion of leucodepleted platelet concentrates on cytomegalovirus disease after allogeneic stem cell transplantation. Br J Haematol 2002; 118: 1.124-127.

26. Preiksaitis JK. Prevention of transfusion-acquired CMV infection: is there a role for NAT? Transfusion 2003; 43: 314-21.

27. Nichols WG, Price TH, Gooley T *et al*. Transfusion-transmitted cytomegalovirus infection after receipt of leukoreduced blood products. Blood 2003; 101: 4.195-200.

28. Vamvakas EC. Is the white cell reduction equivalent to antibody screening in preventing transmission of cytomegalovirus by transfusion? A review of the literature and metaanalysis. Transfus Med Rev 2005; 19: 181-99.

29. Grigoleit U, Riegler S, Einsele H *et al.* Human cytomegalovirus induces a direct inhibitory effect on antigen presentation by monocyte-derived immature dendritic cells. Br J Hemat 2002; 119: 189-98.

30. Landaw EM, Kanter M, and Petz LD. Safety of filtered leucocyte-reduced blood products for prevention of transfusion-associated cytomegalovirus infection. Blood 1995; 87: 4.910.

31. Laupacis A, Brown J, Costello B *et al.* Prevention of postransfusion CMV in the era of universal WBC reduction: a consensus statement. Transfusion 2001; 41: 560-69.

32. Australian and New Zealand Society of Blood Transfusion. Inc. Guidelines for Pretransfusion Testing, 4th edition. 2002.

33. Drew WL, Tegtmeier G, Alter HJ *et al.* Frecuency and duration of plasma viremia in seroconverting blood donors and recipients. Transfusion 2003; 43: 309-13.

34. Pamphilon DH, Ridler JR, Barbara JA J *et al.* Prevention of transfusion-transmitted cytomegalovirus infection. Transfus Med 1999; 9: 115-23.

35. Preiksaitis JK. The Cytomegalovirus ¨Safe¨ blood product: is leukoreduction equivalent to antibody screening? Transf Med Rev 2000; 14: 112-36.

36. Allain JP, Bianco C, Blajchman MA *et al.* Protecting the blood supply from emerging pathogens: the role of phatogen inactivation. Transfusion Medicine Reviews 2005; 19: 110-26.

Capítulo 8

Enfermedad del injerto contra el huésped asociada a la transfusión de componentes sanguíneos

Nelly Carpio Martínez, Federico Moscardó García,
Mònica Moreno Riquelme, Francisco Arriaga Chapper,
Miguel Ángel Sanz Alonso

Servicio de Hematología y Hemoterapia
Hospital Universitario La Fe
Valencia

Dirección para correspondencia
Hospital Universitario La Fe
Dra. Nelly Carpio García
Avda. de Campanar, 21
46009 Valencia
carpio_nel@gva.es

1   Introducción

La enfermedad del injerto contra el huésped asociada a la transfusión de componentes sanguíneos (EICH-T) es una complicación infrecuente, pero de un gran impacto desde el punto de vista de la hemoterapia, dada su gravedad y la elevada mortalidad que ocasiona. La ausencia de un tratamiento efectivo una vez que la enfermedad se ha desarrollado obliga a dedicar una parte importante de los esfuerzos a prevenirla desde el momento en que se preparan los componentes sanguíneos para su transfusión.

El desarrollo de la EICH-T se debe a la proliferación de linfocitos T del donante que, de una u otra manera, escapan al control inmunológico del paciente o receptor y desencadenan una respuesta dirigida fundamentalmente contra tejidos cuyas células expresan antígenos del sistema mayor de histocompatibilidad (HLA).

A principios del siglo XX, se llevaron a cabo los primeros experimentos en animales basados en la infusión de células alogénicas del bazo para estudiar sus efectos sobre los organismos receptores. Sin embargo, hasta los años cincuenta no se describen estas reacciones observadas en ratones, tras la infusión de células alogénicas de la médula ósea o del bazo, como un síndrome clínico consistente en lesiones cutáneas, diarrea, deterioro general y, finalmente, la muerte.[1,2] Este cuadro clínico se denominó inicialmente *runt disease,* y constituyó lo que hoy conocemos como EICH, típica en los pacientes que reciben un trasplante alogénico de médula ósea tras el que pueden aparecer lesiones cutáneas, diarrea y disfunción hepática como manifestaciones fundamentales. La primera publicación sobre la EICH-T data, probablemente, de 1955, cuando Shimoda observó la aparición de fiebre y una erupción cutánea en doce pacientes que habían sido sometidos a una intervención quirúrgica en la que habían recibido transfusiones. Inicialmente, acuñado con el término de eritrodermia postcirugía, en los años posteriores se observó que la respuesta inmune de los linfocitos T del donante contra las células del receptor era la causa de la enfermedad, y que constituía una variante del síndrome, conocido como EICH.[3]

Si bien el objetivo de este capítulo es revisar las estrategias disponibles para prevenir la EICH-T, se pretende también hacer especial hincapié en su fisiopatología y en sus factores de riesgo, pues éstos son los que, en último término, determinarán las medidas de profilaxis que deban aplicarse. Son inevitables algunas referencias a la EICH asociada al trasplante alogénico de progenitores hematopoyéticos (aloTPH), dada la similitud existente entre ambos procesos y el más amplio conocimiento que se posee sobre esta última.

2 Fisiopatología

La base fisiopatológica de la EICH es, como su nombre indica, una reacción inmunológica mediada por linfocitos T del donante y dirigida contra el propio receptor. Generalmente, esta respuesta inmune tiene como diana los tejidos del receptor cuyas células expresan moléculas del sistema HLA. La respuesta de estos linfocitos alogénicos puede desarrollarse gracias a cierta permisividad del huésped hacia el injerto. Por diversos motivos, el receptor es incapaz de elaborar una respuesta inmunológica adecuada que garantice el rechazo de los linfocitos ajenos recibidos. Por tanto, podemos deducir que para que la EICH se desarrolle son imprescindibles determinadas condiciones:

1. Debe existir en el paciente una inoculación suficiente de linfocitos competentes desde el punto de vista inmunológico para desarrollar una respuesta efectiva contra los antígenos del receptor.
2. El receptor debe poseer antígenos que no estén en el donante, de forma que las células infundidas puedan identificarlos como extraños y elaborar la correspondiente respuesta.
3. Finalmente, el receptor debe ser incapaz de rechazar los linfocitos provenientes del donante, permitiendo así su expansión.

De forma general, la aparición y magnitud de esta complicación estará influenciada por diversos factores que dependen del huésped y del injerto administrado. Es obvio que los productos sanguíneos celulares utilizados rutinariamente en la práctica transfusional contienen leucocitos y que en la inmensa mayoría de los casos no existe histocompatibilidad entre el donante y el receptor. Sin embargo, sólo en un pequeño porcentaje de casos este hecho resulta en la aparición de la EICH-T. Tradicionalmente, se ha relacionado esta complicación con la situación inmunitaria del paciente. Los pacientes inmunodeprimidos por diversos motivos pueden ser incapaces de rechazar los linfocitos administrados junto con la transfusión, permitiendo así que proliferen y desarrollen la consecuente respuesta que finalizará en el cuadro de la EICH-T.[3-6] No obstante, hoy sabemos que este cuadro clínico no está limitado a pacientes con una inmunidad comprometida y se observa también en enfermos inmunocompetentes.[7] Datos obtenidos sobre todo de la población japonesa en la que el sistema HLA es especialmente homogéneo ponen de relieve que la transfusión de componentes sanguíneos de un donante que sea homocigoto para uno de los haplotipos HLA del receptor puede resultar en la aparición de la EICH-T. En este caso, el paciente puede no reconocer los leucocitos recibidos como extraños y permitir su proliferación. Estos linfocitos pueden reaccionar contra el haplotipo o los antígenos del sistema HLA no compartidos, y originar el cuadro clínico de la EICH-T.[8,9] La cantidad de linfocitos del donante recibidos, la capacidad antigénica de los leucocitos infundidos, el grado de histocompatibilidad entre donante y receptor, la cantidad de células presentadoras de antígeno del injerto, el estado inmunológico del paciente e incluso la presencia de patógenos intracelulares pueden influir en los problemas inmunológicos derivados de la infusión de leucocitos mediante la transfusión de componentes sanguíneos.

Si bien la fisiopatología de la EICH asociada al trasplante de médula ósea sigue investigándose, parece que la activación de los linfocitos T se produciría tras la correspondiente presentación antigénica mediada por las células dendríticas.[10] Este hecho daría lugar a una proliferación de estos linfocitos junto con la secreción de citocinas, tales como la interleucina (IL) 2 y el interferón γ, lo que facilitaría, a su vez, la activación de linfocitos T citotóxicos y células NK y la consiguiente liberación de nuevas citocinas, incluyendo el factor de necrosis tumoral (FNT) α. El papel de las citocinas es variado, pero entre sus funciones se incluye la de activar las células efectoras como las *natural killer* (NK) y los macrófagos, que tienen la capacidad de lesionar los tejidos. El bloqueo de la función supresora de las células T reguladoras (CD 4+ CD 25+) facilitaría esta respuesta y su extensión. Aunque el mecanismo de la EICH-T es muy similar, existe una diferencia importante entre ambos cuadros desde el punto de vista fisiopatológico. La EICH asociada al trasplante de médula ósea está precedida de una fase importante de daño tisular, principalmente en el intestino, derivada de los esquemas de acondicionamiento utilizados. Éstos inducen una lesión que permite el paso al torrente sanguíneo de moléculas derivadas de microorganismos bacterianos intestinales y de la necrosis celular. Se induce así una respuesta de tipo inflamatorio con liberación de IL-1, IL-6, IL-12 y TNF α, entre otros. Esta respuesta incluye también la actuación del sistema mononuclear-fagocítico. Este daño intestinal facilitaría la captación de antígenos por parte de las células dendríticas y su posterior presentación de péptidos a los linfocitos T.[10]

En la EICH-T, trabajando a partir de linfocitos de sangre periférica de pacientes afectos de esta complicación, se han identificado clones de células T que parecen ser los responsables de la respuesta inmunológica.[11-13] Diversos antígenos HLA de clase II fueron identificados como las dianas ante las que reaccionaban estos clones. En los casos estudiados se han establecido clones de linfocitos CD 4+ y CD 8+ con actividad citolítica y clones CD 4+ productores de citocinas.[12] Estos clones se dirigen frente a los antígenos del sistema HLA y los datos disponibles sugieren que la respuesta no se limita a los productos de un único *locus* HLA del paciente. Los datos obtenidos revelan que la fisiopatología de la EICH-T es muy parecida a la observada en la EICH asociada a aloTPH. Una de las diferencias más significativas es la aparición en la EICH-T de una aplasia de médula ósea que, en ocasiones, constituye la manifestación más grave del cuadro clínico. De hecho, ante la sospecha de una aplasia medular debe plantearse el diagnóstico diferencial con la EICH-T si el paciente ha recibido una transfusión previa.

3   Factores de riesgo para el desarrollo de la EICH-T

En el desarrollo de la EICH-T influyen factores del paciente y del producto infundido. En la tabla 1 se muestra un resumen de las situaciones que con más frecuencia se han asociado a la aparición de la EICH-T. No obstante, el riesgo de desarrollar la EICH-T en las distintas poblaciones con las que se ha asociado no está bien cuantificado, debido en parte a la falta de estudios de casos-control que proporcionen información acerca de todos los pacientes transfundidos, así como de otros parámetros relacionados con la transfusión. Por ello, mucha de la información de que se dispone proviene de casos clínicos y pequeñas series.

3.1   *Factores de riesgo dependientes del paciente*

3.1.1   *Transfusiones intraútero y neonatos*

Una de las características fisiológicas de los neonatos es tener un sistema inmune más inmaduro en comparación con los niños mayores y los adultos. A esto hay que añadir determinadas condiciones, más propias de los prematuros que de los neonatos a término, como el estado nutricional o las necesidades transfusionales, que parecen tener un efecto inmunomodulador en esta población.[14] No se sabe con exactitud qué papel puede desempeñar el estado inmunitario «especial» de los neonatos en el riesgo de padecer la EICH-T, aunque parece que éste no se vería incrementado en recién nacidos a término si no existe otra condición subyacente que actúe como factor de riesgo.[3] Sin embargo, sí se han descrito casos de EICH-T en neonatos prematuros en los que la inmunidad puede tener un mayor grado de compromiso.[6] Estos casos podrían ser más frecuentes en las transfusiones que provienen de donaciones directas de familiares. En términos generales, el riesgo no sería muy alto en transfusiones a partir de componentes sanguíneos almacenados obtenidos de donantes voluntarios.

Por otro lado, la transfusión intraútero supone el uso de una cantidad relativamente alta de sangre que, por lo general, es de reciente extracción, suponiendo la infusión de un número importante de células inmunocompetentes del donante, por lo que la irradiación de los componentes sanguíneos es recomendable. De hecho, se han descrito casos de EICH-T asociados a la transfusión intraútero.[15]

En una revisión llevada a cabo por Strauss se analizan los datos obtenidos a partir de la literatura para 73 niños menores de un año que presentaron la EICH-T.[14] En 27 casos se trataba de niños con inmunodeficiencias congénitas, en 14 casos, de enfermedades hemolíticas o hiperbilirrubinemias que habían sido tratadas con transfusión intraútero y exanguinotransfusión, mientras que en los 32 casos restantes no existía, en apariencia, ninguna de las dos condiciones anteriores. Es interesante remarcar que de estos 32 casos, 26 recibieron componentes sanguíneos de donantes familiares y 23 eran prematuros. De estos

Poblaciones de riesgo y casos descritos de EICH-T
Factores dependientes del receptor
Pacientes con inmunodeficiencias congénitas
Síndromes de inmunodeficiencias congénitas graves
Síndrome de Wiskott-Aldrich
Deficiencia de purina nucleósido fosforilasa
Pacientes neonatos
Neonatos pretérmino
Reacciones hemolíticas o hiperbilirrubinemia tratada con transfusión intraútero o exanguinotransfusión
Enfermedades oncológicas
Enfermedad de Hodgkin
Leucemias agudas mieloblásticas y linfoblásticas
Linfomas no Hodgkin
Glioblastoma
Rabdomiosarcoma
Neuroblastoma
Trasplante de órganos
Trasplante alogénico de progenitores hematopoyéticos
Trasplante autólogo de progenitores hematopoyéticos
Trasplante de órgano sólido (fundamentalmente, hepático)
Tratamientos administrados
Fludarabina
Cladribrina
CAMPATH
Procedimientos transfusionales y tipos de componente sanguíneo
Transfusión intraútero
Exanguinotransfusión
Transfusión con sangre fresca
Transfusión de granulocitos
Tipo de donantes
Donantes familiares
Donantes homocigotos al HLA en receptores heterocigotos con un haplotipo compartido
Componentes sanguíneos histocompatibles
Otras situaciones con casos descritos
Cirugía cardíaca
Algunas cirugías oncológicas
Colecistectomía
Enfermedad de Hodgkin
En cursiva, las situaciones de riesgo más importantes.

Tabla 1. Poblaciones de riesgo y casos reportados de enfermedad del injerto contra el huésped asociada a transfusión.

datos se concluiría que los neonatos con mayor riesgo de desarrollar la EICH-T serían los que están afectos de inmunodeficiencias primarias, reciben transfusión intrauterina o exanguinotransfusión y componentes sanguíneos procedentes de familiares.[14] Dado que los pacientes prematuros tienen un mayor compromiso inmunológico que el resto de neonatos y que las inmunodeficiencias primarias pueden resultar muy difíciles de diagnosticar en una fase tan precoz de la vida, parecería razonable la irradiación de componentes sanguíneos para todo este grupo de neonatos. Aunque no existe evidencia científica sólida que justifique esta política, crearía, además, importantes problemas logísticos debidos, en parte, a la caducidad reducida de estos componentes una vez irradiados y a la no disponibilidad de la infraestructura necesaria en todos los centros hospitalarios. Una postura intermedia, de transfundir componentes irradiados a los neonatos prematuros de muy bajo peso al nacimiento, puede ser apropiada como profilaxis en este grupo de mayor riesgo.

3.1.2   Inmunodeficiencias congénitas

Es obvio que la capacidad de los pacientes afectos de inmunodeficiencias primarias para identificar como extraños los linfocitos alogénicos infundidos durante una transfusión y evitar su proliferación está muy limitada. Por eso, no sólo los síndromes consistentes en inmunodeficiencias congénitas severas, sino también otros como el síndrome de Wiskott-Aldrich, se han asociado con la EICH-T.[3,6] Por tanto, en las inmunodeficiencias congénitas deberían administrarse componentes sanguíneos sometidos a irradiación γ como profilaxis de la EICH-T. Sin embargo, a muchos de estos pacientes se les diagnostica tarde su enfermedad y reciben alguna transfusión no irradiada con el consiguiente riesgo de desarrollar la EICH-T.

3.1.3   Enfermedades oncológicas y oncohematológicas

En las enfermedades oncológicas, la inmunidad del paciente puede verse afectada por la propia enfermedad o por los tratamientos administrados para su manejo clínico.[3,6] Al igual que sucede con otros grupos, la incidencia real de la EICH-T en los pacientes oncológicos no se conoce con exactitud, pero se han descrito casos de esta complicación en diversos tipos de tumores. Destacan sobre todo la enfermedad de Hodgkin y las leucemias agudas linfoblásticas y mieloblásticas, aunque también se han reportado casos en pacientes con linfoma no Hodgkin, neuroblastoma, glioblastoma o rabdomiosarcoma, entre otros.[6] Estos casos aislados no justifican la universalización de la irradiación para los pacientes con estos diagnósticos, aunque son de especial interés los casos reportados en pacientes que han sido tratados con análogos de las purinas como la fludarabina. La asociación de la fludarabina y las neoplasias parece deberse más al uso de esta medicación que a la neoplasia propiamente dicha porque esta asociación se ha observado también en otros pacientes con enfermedades no neoplásicas, como el lupus eritematoso sistémico tratado con estos medicamentos.[16] Parece, por tanto, razonable irradiar los componentes sanguíneos que vayan a recibir los enfermos tratados con fludarabina y, en general, con análogos de las purinas, pero no los pacientes oncológicos en general.

3.1.4 *Trasplante de progenitores hematopoyéticos y de órgano sólido*

Entre los pacientes sometidos a TPH autólogo que no han recibido componentes sanguíneos irradiados se han descrito casos de EICH-T.[3,6] Como se ha remarcado, la incidencia exacta se desconoce, pero parece ser un subgrupo en el que esta complicación es susceptible de aparecer. Dado que además son candidatos a recibir varias transfusiones durante su proceso y que es claro el estado inmunitario alterado al menos durante los primeros meses del trasplante, la irradiación de los componentes sanguíneos sería una buena opción para ellos.

En el aloTPH no existe duda acerca del alto riesgo de estos pacientes para desarrollar múltiples complicaciones inmunológicas, entre las que se incluiría la EICH-T. Afortunadamente, desde un principio se ha sido consciente del importante trastorno inmunitario que genera este procedimiento, por lo que estos pacientes han recibido de forma bastante genérica componentes irradiados para su tratamiento de soporte, de tal manera que la incidencia de la EICH-T no ha sido importante. El diagnóstico en estos casos sería altamente complejo, dado que se entremezclaría con el cuadro de EICH típicamente asociado al aloTPH.

En los pacientes receptores de un trasplante de órgano sólido existen dos fuentes posibles de linfocitos inmunocompetentes para el desarrollo de la EICH-T. Si bien son enfermos que reciben tratamiento inmunosupresor y que suelen ser transfundidos, parece que la EICH-T no constituye una complicación frecuente, aunque se han descrito casos, fundamentalmente asociados a trasplante hepático y de corazón.[3] Además, estos pacientes pueden desarrollar también la EICH a partir de los linfocitos contenidos en el órgano donado.[17,18] Esta situación, aunque puede darse en varios tipos de trasplante, parece más característica del trasplante hepático.[17] En un estudio elaborado sobre un total de 1.009 pacientes, se documentaron doce casos de EICH relacionada con los linfocitos del donante del órgano.[17] Esto indica que tampoco esta variante de la EICH puede prevenirse con la irradiación de los componentes sanguíneos y, por tanto, el trasplante de órganos no parece ser una indicación para la irradiación.

3.1.5 *Otras situaciones de inmunidad comprometida*

La anemia aplásica es otra situación de riesgo reconocida para desarrollar la EICH-T, basada en la documentación de varios casos clínicos en la literatura.[6] Esta enfermedad de patogenia fundamentalmente inmune cuenta entre sus primeras líneas de tratamiento con la terapia inmunosupresora combinada, lo que en principio le añade un factor más de riesgo para impedir la respuesta frente a los linfocitos alogénicos. Además, se trata de un subgrupo de pacientes con alto riesgo de recibir una elevada carga transfusional.

De forma paradójica y a pesar de la inmunosupresión que supone, la infección por el VIH no ha sido identificada como una situación de riesgo importante para el desarrollo de la EICH-T.[3] Entre las hipótesis esgrimidas para explicar este fenómeno se ha postulado la posibilidad de que los linfocitos del donante puedan ser infectados por el VIH, perdiendo así parte de su capacidad de respuesta para desencadenar la EICH-T.

La exanguinotransfusión también ha sido identificada con el riesgo de desarrollar la EICH-T, en parte por la situación basal de los pacientes.[15]

3.1.6 Pacientes inmunocompetentes

Se han descrito casos de EICH-T en pacientes aparentemente inmunocompetentes.[3,6,9] Éstos parecen posibles sobre todo ante transfusiones provenientes de donantes homocigotos para un haplotipo del receptor, así como con el uso de determinados componentes sanguíneos como veremos más adelante. A partir de algunos estudios en pacientes japoneses, en los que existe cierta homogeneidad en los antígenos del sistema HLA, se sabe que la transfusión proveniente de donantes homocigotos para uno de los haplotipos del sistema HLA del receptor puede desencadenar la aparición de la EICH-T.[9] En este caso, el sistema inmune del receptor puede no identificar como extraño al donante, cuyo sistema inmune, sin embargo, sí será capaz de rechazar al receptor (véase la figura 1).

Esta situación, además de darse en poblaciones que presentan una cierta homogeneidad en el sistema HLA, se observa también en las transfusiones provenientes de donantes familiares e incluso con la transfusión de plaquetas compatibles desde el punto de vista de este sistema antigénico.

Una de las situaciones clínicas en la que receptores inmunocompetentes han desarrollado la EICH-T, considerando que en muchos casos existen los factores anteriores, es la cirugía cardíaca.

3.1.7 Indicaciones de irradiación

Si bien se han descrito casos de EICH-T en muchas patologías, hay consenso en establecer las indicaciones cuando la irradiación se ha mostrado evidente en la prevención de esta enfermedad. En la tabla 2 se muestran las indicaciones de irradiación de componentes sanguíneos más universalmente aceptadas.

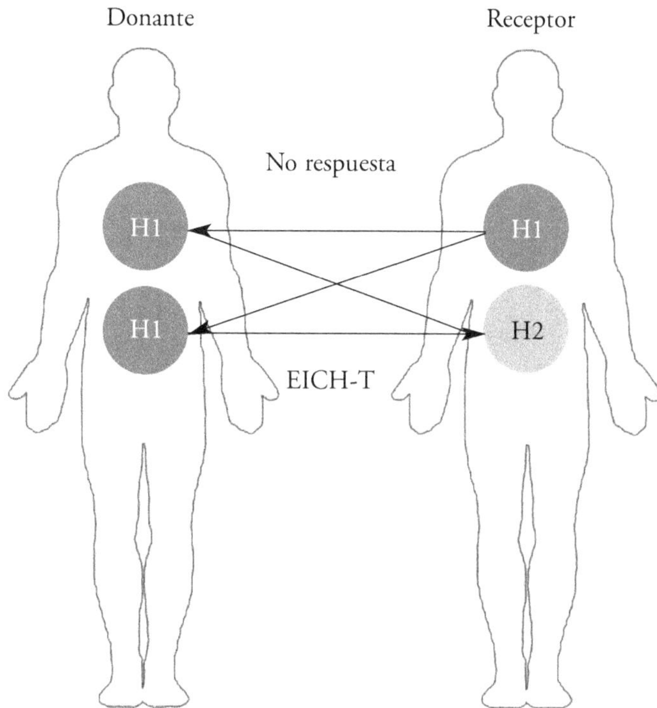

Figura 1. Transfusión de componentes sanguíneos desde un donante homocigoto para uno de los haplotipos del sistema HLA del receptor. El paciente es incapaz de identificar como ajenos los linfocitos infundidos con la transfusión y no puede organizar la correspondiente respuesta para evitar su proliferación. Los linfocitos del donante reconocen el haplotipo no compartido con el paciente y pueden desarrollar la respuesta inmunológica necesaria para que tenga lugar el cuadro clínico de la EICH-T. Este problema es más frecuente en poblaciones con cierta homogeneidad en el sistema HLA (en Japón) o en donaciones directas de familiares.

3.2   Factores asociados con los productos transfundidos

En principio, todos los productos celulares tienen la capacidad de provocar la EICH-T, dado que, en mayor o menor medida, poseen linfocitos inmunocompetentes. Los concentrados de hematíes, plaquetas, granulocitos e incluso el plasma (si no ha sido congelado antes) se han implicado en casos de EICH-T.

Una variable importante es el tiempo transcurrido desde la obtención de la sangre. La sangre de reciente extracción no almacenada o almacenada poco tiempo posee un mayor número de linfocitos y éstos se hallan en mejores condiciones. A partir del tercer día de almacenamiento, los linfocitos de la sangre muestran una peor respuesta en cultivos leucocitarios mixtos y ésta puede estar abolida a partir del día 5.[19,20] En almacenamientos superiores a doce días, los leucocitos van entrando en apoptosis y su respuesta en cultivos

Indicaciones de irradiación para la prevención de la EICH-T
Pacientes con inmunodeficiencias congénitas
Síndromes de inmunodeficiencias congénitas graves
Síndrome de Wiskott-Aldrich
Deficiencia de purina nucleósido fosforilasa
Pacientes neonatos de bajo peso al nacimiento (< 1.500 g)
Exanguinotransfusión
Transfusión intraútero
Transplante de progenitores hematopoyéticos
Progenitores autólogos
Progenitores alogénicos
Progenitores procedentes de cordón umbilical
Enfermedad de Hodgkin
Tratamiento con análogos de las purinas
Fludarabina
Cladribrina
Componentes sanguíneos procedentes de donantes familiares

Tabla 2. Indicaciones de irradiación de componentes sanguíneos.

mixtos de leucocitos se ve comprometida. Por esto, el uso de sangre de reciente extracción podría aumentar el riesgo de desarrollar la EICH-T, siendo menos frecuente con sangre almacenada durante cierto tiempo desde su extracción.

Los concentrados de granulocitos constituyen otro producto importante. Se infunden, por lo general, a pacientes inmunodeprimidos y neutropénicos y contienen, a su vez, un elevado número de linfocitos.

4   Estrategias para la prevención de la EICH-T

La gravedad del cuadro clínico de la EICH-T, que resulta en una complicación letal para la mayoría de los pacientes que la desarrollan, junto con la ausencia de un tratamiento efectivo, convierten a la prevención en la única estrategia para controlar esta complicación. Existen diversas estrategias para la profilaxis de la EICH-T; a continuación, se ofrecen algunas consideraciones generales breves acerca de las principales cuestiones:

a) El filtrado de los componentes sanguíneos con el objetivo de llevar a cabo una depleción de leucocitos no es un método realmente válido para prevenir la EICH, ya que deja un número de linfocitos residuales suficiente como para desencadenar la respuesta inmune necesaria.

b) El método estándar para prevenir la EICH-T en la actualidad es la irradiación γ de los componentes sanguíneos con una dosis de 2.500 cGy. Se consigue con ello inactivar los linfocitos en el inóculo, y sus problemas más importantes son el estrecho margen existente en la dosis administrada a partir de la cual el proceso pierde su eficacia y las cuestiones de orden logístico, dado que muchos centros no tienen la capacidad de irradiar los componentes sanguíneos *in situ*.

Diversas estrategias para la inactivación de patógenos han mostrado en estudios preliminares que pueden resultar útiles para prevenir la EICH-T. Entre ellos se encuentran el amotosaleno, los compuestos conocidos como FRALE y el PEN 110. Estos compuestos dirigidos contra el ácido nucleico de determinados agentes infecciosos provocarían su inactivación. Sin embargo, su función iría más allá y afectaría también a los linfocitos. La experiencia lograda con el proceso conocido como fotoaféresis, en el que un producto de leucocitos obtenidos del paciente es tratado con el psoraleno 8-MOP, sometido a radiación UVA e infundido nuevamente en el paciente consiguiendo respuestas clínicas para la EICH asociada al TPH y para el linfoma cutáneo de células T, sirve en cierto modo de base para aplicar estos productos en la prevención de la EICH-T.

En la tabla 3 se resumen algunas de las estrategias utilizadas para intentar conseguir la inactivación de los linfocitos presentes en los componentes sanguíneos y responsables del cuadro de la EICH-T, junto con datos experimentales de su eficacia en este sentido.

4.1   Desleucocitación de componentes sanguíneos

La desleucocitación de componentes sanguíneos mediante filtración tiene como objetivo principal la reducción de células de la serie blanca viables por debajo de 1×10^6 en el producto que hay que transfundir, con lo que se consigue disminuir el riesgo de aloinmunización. Dado que con niveles inferiores de leucocitos se han documentado casos de EICH-T, la depleción leucocitaria por sí sola no es una medida adecuada para prevenir esta enfermedad y podría tener un papel en este sentido sólo como apoyo a la radiación.

4.2   Radiación gamma para la profilaxis de la EICH-T

4.2.1   Dosis y mecanismos de acción

La radiación gamma constituye en la actualidad el tratamiento de elección de los componentes sanguíneos para la profilaxis de la EICH-T en pacientes de riesgo. Diversos ensayos con metodología diferente han conseguido establecer la dosis adecuada y llegar a la conclusión de que la radiación gamma inhibe la capacidad de proliferación de los lin-

Método	Mecanismo de acción	Cultivo mixto de linfocitos	Respuesta a mitógenos	Ensayo de dilución limitante	Expresión de CD69	Modificación del ADN	Amplificación de ácidos nucleicos	Síntesis de citocinas	Modelos murinos
Irradiación gamma	Daño al ADN	Respuesta de linfocitos abolida	Inhibida en el 90-97 %	Reducción entre 10^5 y 10^6 de linfocitos viables	–	Rotura de hebra de ADN cada 37.000 pares de bases	No inhibición de pequeñas secuencias por PCR	Disminución del 40 %	Prevención de la EICH-T
Tratamiento fotoquímico (amotosaleno y UVA)	Unión AN y formación de enlaces covalentes tras la exposición a UVA	–	–	Reducción de linfocitos T viables hasta el límite de sensibilidad	–	Un enlace covalente cada 83 pares de bases	No amplifica pequeñas secuencias por PCR	Inhibición prácticamente completa de citocinas	Prevención de la EICH-T
FRALE	Unión a AN y formación de enlaces covalentes sin necesidad de exposición a UVA	–	–	Reducción > 10^5 de linfocitos T viables	–	–	–	–	–

Tabla 3. *Principales métodos para la inactivación de los linfocitos contaminantes de componentes sanguíneos. Ensayos para el estudio de su eficacia. AN = ácidos nucleicos.*

focitos T y, por tanto, el desarrollo de la EICH-T.[21] Este efecto no se acompañaría a las dosis utilizadas de una alteración significativa de las plaquetas o los glóbulos rojos.[22]

Los ensayos practicados para demostrar los efectos de la radiación gamma sobre las células mononucleares han permitido conocer los mecanismos de acción y la dosis requerida para una profilaxis eficaz. Estudios en los que se ha analizado la proliferación de células mononucleares irradiadas en respuesta a la fitohemaglutinina como agente mitógeno o a los cultivos mixtos de linfocitos que representan un estímulo alogénico, sirviendo como modelo para valorar la respuesta del donante frente al receptor, han mostrado una reducción en la respuesta a los mitógenos o en la capacidad de respuesta de los linfocitos T en los cultivos mixtos tras la radiación.[3] Dosis de 1.500 cGy inhiben la respuesta a los mitógenos en el 90 % de los linfocitos, mientras que una dosis de tan sólo 500 cGy puede anular la respuesta de estas células en cultivos mixtos de linfocitos. Sin embargo, los estudios en cultivos mixtos de linfocitos se ven limitados por su capacidad de detectar la disminución de linfocitos T funcionales que no va más allá de 1 o 2 logaritmos, mientras que esta reducción tiene que ser superior a este límite para poder prevenir la EICH-T. Esta limitación para calcular la dosis adecuada se ve superada por los estudios de medición de la inactivación de células T por expansión clonal mediante el ensayo de dilución limitante. Esta prueba es mucho más sensible y ha ayudado a comprobar que la dosis de 2.500 cGy genera una reducción entre 10^5 y 10^6 en los linfocitos T viables.[21] Esta prueba fue utilizada por la Food and Drug Administration de EE.UU. para establecer guías sobre la radiación de los componentes sanguíneos.

Todos estos estudios no analizan, sin embargo, la capacidad de las células irradiadas para actuar como células presentadoras de antígenos. En todo caso, algún estudio sugiere que la radiación inhibiría la capacidad de proliferación de los linfocitos, pero no alteraría la función de las células presentadoras de antígenos del donante. La radiación prevendría fundamentalmente la proliferación, pero tendría menos efecto al inhibir la capacidad estimuladora de las células del donante. Modelos murinos sugieren que una dosis de 5.000 cGy sería suficiente para inhibir la proliferación ante estímulos alogénicos y para prevenir la reacción de la EICH-T. No obstante, harían falta dosis mucho más altas para inhibir la capacidad de estimulación de las células alogénicas por parte de las células irradiadas, así como para inhibir su capacidad de inducir aloanticuerpos.

4.2.2 *Efectos sobre las otras células de los componentes sanguíneos*

En las dosis empleadas, parece que la irradiación gamma no produce efectos adversos significativos sobre las plaquetas o los hematíes. Sin embargo, distintos estudios documentan algunas alteraciones, sobre todo con dosis más altas.

La recuperación de hematíes en concentrados almacenados con soluciones aditivas puede estar algo disminuida a largo y a corto plazo con el uso de dosis de 3.000 cGy.[23] Por otro lado, y de forma más importante, la radiación produce un aumento de potasio en la bolsa durante el período de conservación de la misma, alcanzando concentraciones de entre 55 y 100 mmol/L.[24] Esto ha generado cierta preocupación al transfundir volúmenes grandes sobre todo en niños. Por esta razón, la sangre irradiada no debe ser conservada más de 28 días, sin sobrepasar, por supuesto, la fecha de caducidad previa a su irradiación. En algunos países, este período de conservación es todavía menor y para situaciones especiales como las transfusiones intrauterinas, las exanguinotransfusiones o las transfusiones a neonatos sería recomendable su irradiación justo antes de la transfusión.

En dosis mayores de las habituales, algunos trabajos han descrito alteraciones en las plaquetas que afectan a su capacidad de agregación y al incremento observado en su número tras la transfusión, aunque en las dosis habituales no se plantean problemas.

4.3   Tratamiento fotoquímico de los componentes sanguíneos

La fotoinactivación química consiste en la combinación de una sustancia conocida como psoraleno y la posterior administración de radiación ultravioleta A (UVA). Los distintos compuestos que actúan como psoraleno tienen especial predilección por los ácidos nucleicos. Los psoralenos son moléculas aromáticas planas que se intercalan en el ADN o ARN. En un primer paso, el psoraleno se une a los ácidos nucleicos y la posterior exposición a la radiación UVA induce la formación de enlaces covalentes irreversibles que inhiben el proceso replicativo de microorganismos y células que contengan dichos ácidos nucleicos.[26]

En un principio diseñada para la inactivación de patógenos potencialmente transmisibles mediante la transfusión de componentes sanguíneos, su uso en concentrados de plaquetas puso de manifiesto su capacidad para inactivar las células mononucleadas que contaminan estos productos sin alterar la función plaquetar, dada la naturaleza anucleada de estos elementos.[27-29] La dosis requerida para este último efecto es sensiblemente menor que la administrada en un principio para su objetivo primario.

Diversos estudios han demostrado el papel de estas moléculas en la inactivación de linfocitos T mediante la aplicación de distintos ensayos. Como se ha indicado antes, los estudios de inactivación de células T por expansión clonal utilizando el ensayo de dilución limitante mostraron la eficacia de la irradiación γ y ayudaron a establecer su dosis idónea, dada su elevada sensibilidad. Este mismo ensayo aplicado a la inactivación fotoquímica ha demostrado que ésta sucede en más de $1 \times 10^{5,4}$ células por ml.[4] Como se ha comentado antes, la dosis requerida para este efecto es mucho menor que la empleada en la inactivación de virus, lo que le concede a este procedimiento un amplio margen para alcanzar la eficacia deseada. Esto mismo no es aplicable a la irradiación γ, en la que pequeños descensos de la dosis pueden resultar en un número suficiente de linfocitos T viables como para generar la EICH-T.

El amotosaleno hydrochloridro (S-59) es el más nuevo de los psoralenos. Se trata de una molécula heterocíclica positivamente cargada que reacciona en un proceso de tres fases con los ácidos nucleicos. En primer lugar, se intercala en la estructura helicoidal del ADN o ARN y por el efecto de la radiación UVA forma enlaces simples covalentes con las bases de pirimidina. Finalmente, una irradiación extra causa una fotorreacción que se traduce en la formación de enlaces dobles covalentes o entrecruzamientos, de manera irreversible.

La inactivación que se produce por S-59 se relaciona con el tamaño del genoma, es decir, los genomas largos como el de los leucocitos son más susceptibles a la inactivación, a diferencia del genoma de algunos virus como el de la hepatitis B.[57]

Otros análisis encaminados al mismo objetivo corroboran la eficacia de los psoralenos. Así, el estudio de la modificación del ADN por parte del amotosaleno refleja alteraciones en el mismo cada 83 pares de bases, mientras que éstas sólo se presentan cada 37.000 pares de bases con la irradiación γ.[30] En el mismo sentido, el amotosaleno inhibe la amplificación de secuencias específicas analizadas por PCR, hecho que es mucho menos frecuente con el uso de la irradiación γ. Finalmente, mientras que el tratamiento con radiaciones γ reduce las citocinas presentes en las plaquetas almacenadas en un 40 %, el amotosaleno las elimina casi por completo.[31]

Un estudio diseñado para comparar distintas moléculas de psoraleno, además de la radiación γ, evidenció que el amotosaleno y los rayos UVA constituían el método más efectivo en la inactivación de linfocitos T presentes en los concentrados de plaquetas.[30] La eficacia fue evaluada por medio de ensayos para estudiar la viabilidad de células T, síntesis de citocinas (IL-8), formación de uniones covalentes ADN-psoraleno y PCR para la ampliación de pequeñas secuencias de ADN específicas (242-439 pares de bases).[4]

Aunque algunos estudios clínicos preliminares sugieren la utilidad del amotosaleno y los rayos UVA sin irradiación gamma en la prevención de la EICH-T,[32] los primeros resultados publicados[33] muestran que las plaquetas inactivadas con este procedimiento fueron tan efectivas como las convencionales en el sentido de mantener la función hemostática de manera profiláctica o terapéutica, con una tasa similar de reacciones adversas. Otros autores,[34,35] utilizando sistemáticamente plaquetas inactivadas, obtienen resultados similares en la capacidad hemostática, una disminución de reacciones adversas y un alargamiento de la vida media plaquetar hasta los siete días, sin incremento en el número de unidades de plaquetas utilizadas por cada paciente ni de otros costes económicos relacionados con este procedimiento. Este perfil de seguridad permite abordar su uso en orden a la inactivación de patógenos y de leucocitos residuales para prevenir la EICH-T de una manera sistemática, pero su uso debería ir acompañado de estudios amplios en cuanto al número de pacientes y el tiempo de seguimiento en cuanto a la aparición de la EICH-T para descartar definitivamente la irradiación como procedimiento de rutina en el contexto de los pacientes susceptibles de esta complicación.

4.4   *Otras alternativas para la profilaxis de la EICH-T*

El S-303, que forma parte de los compuestos conocidos como FRALE (*frangible anchor-linker effector compound*), se ha usado también como método de inactivación de patógenos en concentrados de hematíes. Al igual que los psoralenos, se intercala en los ácidos nucleicos, pero sin precisar de la exposición a rayos UVA para formar uniones covalentes irreversibles, actuando sobre el ADN y el ARN. Se ha demostrado que la incubación de concentrados de glóbulos rojos con S-303 en una dosis de 200 μM durante ocho horas resulta en una inactivación de alto grado de células T, sin alterar la función de hematíes ni las condiciones de almacenamiento, lo que sugiere su posible papel en la profilaxis de la EICH-T.[28]

5   Conclusiones

La EICH-T representa una complicación infrecuente, pero de una gravedad extrema. Gran parte de la bibliografía disponible sobre ella se basa en casos clínicos aislados o pequeñas series, lo que dificulta extraer conclusiones sólidas. Sin embargo, la falta de un tratamiento satisfactorio y la eficacia de la profilaxis obligan a centrar los esfuerzos en la identificación de pacientes en riesgo de desarrollar esta complicación. La irradiación γ resulta un método eficaz para la profilaxis, acompañada, no obstante, en muchas ocasiones de problemas logísticos. Mientras otras medidas se estandarizan, su aplicación debe ser la norma en pacientes de riesgo. La llegada de nuevas tecnologías que tienen su origen en la inactivación de patógenos y a las que los datos actuales les confieren una probable alta eficacia al inactivar los linfocitos T que contaminan los componentes sanguíneos, abren la posibilidad a estrategias más efectivas y de aplicación en los centros de origen y procesado de la sangre.

BIBLIOGRAFÍA

1. Billingham RE. Reactions of grafts against their hosts. Science 1959; 130: 947-53.
2. Billingham RE. The biology of graft-versus-host reactions. Harvey Lect 1966; 62: 21-78.
3. Schroeder ML. Transfusion-associated graft-versus-host disease. Br J Haematol 2002; 117: 275-87.
4. Corash L, Lin L. Novel processes for inactivation of leukocytes to prevent transfusion-associated graft-versus-host disease. Bone Marrow Transplant 2004; 33: 1-7.
5. Higgins MJ, Blackall DP. Transfusion-associated graft-versus-host disease: a serious residual risk of blood transfusion. Curr Hematol Rep 2005; 4: 470-76.
6. Greenbaum BH. Transfusion-associated graft-versus-host disease: historical perspectives, incidence, and current use of irradiated blood products. J Clin Oncol 1991; 9: 1.889-902.
7. Aoun E, Shamseddine A, Chehal A, *et al*. Transfusion-associated GVHD: 10 years' experience at the American University of Beirut-Medical Center. Transfusion 2003; 43: 1.672-676.
8. Wagner FF, Flegel WA. Transfusion-associated graft-versus-host disease: risk due to homozygous HLA haplotypes. Transfusion 1995; 35: 284-91.
9. Shivdasani RA, Anderson KC. HLA homozygosity and shared HLA haplotypes in the development of transfusion-associated graft-versus-host disease. Leuk Lymphoma 1994; 15: 227-34.
10. Copelan EA. Hematopoietic stem-cell transplantation. N Engl J Med 2006; 354: 1.813-826.
11. Nishimura M, Uchida S, Mitsunaga S, *et al*. Identification of HLA class II antigens as the targets of effector clones which may cause transfusion-associated graft-versus-host disease. Transfus Med 1997; 7: 89-94.
12. Nishimura M, Uchida S, Mitsunaga S, *et al*. Characterization of T-cell clones derived from peripheral blood lymphocytes of a patient with transfusion-associated graft-versus-host disease: Fas-mediated killing by CD 4+ and CD 8+ cytotoxic T-cell clones and tumor necrosis factor beta production by CD 4+ T-cell clones. Blood 1997; 89: 1.440-445.
13. Nishimura M, Uchida S, Mitsunaga S, *et al*. Evidence of involvement of cytotoxic antibodies directed against patients's HLA class II produced by transfused donor-derived B cells in post-transfusion graft-versus-host disease. Br J Haematol 1996; 92: 1.011-013.
14. Strauss RG. Data-driven blood banking practices for neonatal RBC transfusions. Transfusion 2000; 40(12): 1.528-540.
15. Parkman R, Mosier D, Umansky I, *et al*. Graft-versus-host disease after intrauterine and exchange transfusions for hemolytic disease of the newborn. N Engl J Med 1974; 290: 359-63.
16. Leitman SF, Tisdale JF, Bolan CD, *et al*. Transfusion-associated GVHD after fludarabine therapy in a patient with syste-

mic lupus erythematosus. Transfusion 2003; 43: 1.667-671.

17. Smith DM, Agura E, Netto G, Collins *et al*. Liver transplant-associated graft-versus-host disease. Transplantation 2003; 75: 118-26.

18. Assi MA, Pulido JS, Peters SG, *et al*. Graft-versus-host disease in lung and other solid organ transplant recipients. Clin Transplant 2007; 21: 1-6.

19. Mincheff M. Changes in donor leukocytes during blood storage. Implications on post-transfusion immunomodulation and transfusion-associated GVHD. Vox Sang 1998; 74 Suppl 2:189-200.

20. Chang H, Voralia M, Bali M, *et al*. Irreversible loss of donor blood leucocyte activation may explain a paucity of transfusion-associated graft-versus-host disease from stored blood. Br J Haematol 2000; 111: 146-56.

21. Pelszynski MM, Moroff G, Luban NL, *et al*. Effect of gamma irradiation of red blood cell units on T-cell inactivation as assessed by limiting dilution analysis: implications for preventing transfusion-associated graft-versus-host disease. Blood 1994; 83: 1683-689.

22. Button LN, DeWolf WC, Newburger PE, *et al*. The effects of irradiation on blood components. Transfusion 1981; 21:419-426.

23. Davey RJ, McCoy NC, Yu M, *et al*. The effect of prestorage irradiation on posttransfusion red cell survival. Transfusion 1992; 32: 525-28.

24. Moroff G, Holme S, AuBuchon JP, *et al*. Viability and in vitro properties of AS-1 red cells after gamma irradiation. Transfusion 1999; 39: 128-34.

25. Grass JA, Wafa T, Reames A, *et al*. Prevention of transfusion-associated graft-versus-host disease by photochemical treatment. Blood 1999; 93: 3.140-147.

26. Wollowitz S. Fundamentals of the psoralen-based Helinx technology for inactivation of infectious pathogens and leukocytes in platelets and plasma. Semin Hematol 2001; 38: 4-11.

27. Lin L, Cook DN, Wiesehahn GP, *et al*. Photochemical inactivation of viruses and bacteria in platelet concentrates by use of a novel psoralen and long-wavelength ultraviolet light. Transfusion 1997; 37: 423-35.

28. Allain JP, Bianco C, Blajchman MA, *et al*. Protecting the blood supply from emerging pathogens: the role of pathogen inactivation. Transfus Med Rev 2005; 19: 110-26.

29. Roback JD, Conlan M, Drew WL, *et al*. The role of photochemical treatment with amotosalen and UV-A light in the prevention of transfusion-transmitted cytomegalovirus infections. Transfus Med Rev 2006; 20: 45-56.

30. Grass JA, Hei DJ, Metchette K, *et al*. Inactivation of leukocytes in platelet concentrates by photochemical treatment with psoralen plus UVA. Blood 1998; 91: 2.180-188.

31. Hei DJ, Grass J, Lin L, *et al*. Elimination of cytokine production in stored platelet concentrate aliquots by photochemical treatment with psoralen plus ultraviolet A light. Transfusion 1999; 39: 239-48.

32. van Rhenen D, Gulliksson H, Cazenave JP, *et al*. Transfusion of pooled buffy coat platelet components prepared with photochemical pathogen inactivation treatment: the euroSPRITE trial. Blood 2003; 101: 2.426-433.

33. McCullough J, Vesole D, Benjamin R, *et al.* Therapeutic efficacy and safety of platelets trated with a photochemical process for pathogen inactivation: the SPRINT Trial. Blood 2004; 104: 1.534-540.

34. Osselaer JC, Doyen CH, Messe N, *et al.* Routine use of platelet components prepared with photochemical treatment (INTERCEPT platelets). Impact on clinical outcomes and resources. Blood 2005; 106: abstract 429.

35. Lozano M, Galan A, Mazzara R, *et al.* Leukoreduced buffy coat-derived platelet concentrates photochemically treated with amotosalen HCI and ultraviolet A light stored up to 7 days: assessment of hemostatic function under flow conditions. Transfusion 2007; 47: 666-71.